Fitness für die Zellen mit Phytonährstoffen

So nutzen Sie die Kraft von Kurkuma, Karotte & Co.

Milan Hartmann

Fitness für die Zellen

mit Phytonährstoffen

So nutzen Sie die Kraft
von Kurkuma, Karotte und Co.

HANS-NIETSCH-VERLAG

Für alle, die für ihre Gesundheit selbst aktiv werden wollen.

Redaktion und Lektorat: Martina Klose, Freiburg
Korrektorat: Andrea Bistrich
Innenlayout und Satz: Rosi Weiss
Umschlaggestaltung: Rosi Weiss
Coverfoto: Photostudio/Shutterstock.com
Druck: Dimograf Sp. z o.o., Bielsko-Biała/Polen

Hans-Nietsch-Verlag
Industriestraße 20
64380 Roßdorf

www.nietsch.de
info@nietsch.de

ISBN 978-3-86264-519-0

Inhalt

Vorwort 6

Grundwissen „sekundäre Pflanzenstoffe“ 8

Phytonährstoffe – Unentbehrlich für unsere Gesundheit 9

Die neun Gruppen der Phytonährstoffe 12

Porträts ausgewählter Phytonährstoffe 26

Oligomere Proanthocyanidine (OPCs) – Polyphenole für ein langes, gesundes Leben 26

Epigallocatechingallate (EGCGs) – Die heilende Kraft des Grüntees 40

Betacarotin, Lykopin, Zeaxanthin und Lutein – Vier bärenstarke, farbenfrohe Carotinoide 51

Chlorophyll – Kein Leben ohne Blattgrün! 64

Glucosinolate – Die Heilkraft von Kohl & Co. 81

Curcuminoide – Das gesunde Gelb der Kurkumawurzel 93

Gingerole und mehr – Geballte Power aus der Ingwerwurzel 104

Schlusswort 118

Anhang 119

Register der Rezepte 119

Bezugsquellen 121

Websites zum Thema „sekundäre Pflanzenstoffe“ 121

Literaturverzeichnis 121

Dank 123

Der Autor 123

Vorwort

Mit diesem Buch möchte ich Ihnen eine neue Perspektive in Bezug auf pflanzliche Lebensmittel eröffnen. Sie werden erfahren, welch ungeheuren Nutzen Kurkuma, Karotte & Co. für Ihre Gesundheit haben. Immer mehr wissenschaftliche Studien belegen, dass frische, naturbelassene pflanzliche Lebensmittel voller heilsamer Kräfte stecken. Doch was genau macht eine ausgewogene pflanzliche Ernährung und Leckereien wie Weintrauben, Schokolade und grünen Tee so gesund? Wie wirken diese Kräfte in unserem Körper, wie können wir sie effektiv und bewusst nutzen? Es sind die sekundären Pflanzenstoffe, die in Obst und Gemüse in einer großen Vielzahl enthalten sind und ihnen ihre Heilkräfte schenken. Sie werden auch als „Phytonährstoffe" bezeichnet und avancieren wegen ihres immensen Potenzials für unsere Gesundheit aktuell zu einem Foodtrend.

Phytonährstoffe kommen zu Tausenden in unseren Lebensmitteln vor, einige der wichtigsten – damit meine ich die gut erforschten, einfach zu beschaffenden und leicht in leckeren Rezepten verwerteten – werden in diesem Buch in Porträts vorgestellt. Zu ihnen zählen oligomere Proanthocyanidine (OPCs), Epigallocatechingallate (EGCGs), die Carotinoide Betacarotin, Lutein, Zeaxanthin und Lykopin, Chlorophyll, Glucosinolate, die Curcuminoide der Kurkumawurzel und die Gingerole der Ingwerwurzel. In den einzelnen Porträts gebe ich Ihnen unter „Praktische Hinweise" eine Auswahl leckerer, schnell zubereiteter Power-Rezepte an die Hand – für Ihre Extraportion sekundäre Pflanzenstoffe. Sie machen es Ihnen kinderleicht, jeden Tag gesund zu leben, und das mit Genuss. Mein Fokus liegt auf einheimischen Gemüse- und Obstsorten sowie auf Lebensmitteln wie grüner Tee, rohe Schokolade, Ingwer- und Kurkumawurzel, die besonders reich an speziellen Phytonährstoffen sind. Sie bekommen des Weiteren einfach umzusetzende Empfehlungen an die Hand, wie Sie am besten von den gesundheitsbringenden Inhaltsstoffen der Lebensmittel profitieren.

Obwohl Sie vielleicht denken mögen, dass Sie bereits ausreichend Ballaststoffe, Mikronährstoffe und sekundäre Pflanzenstoffe zu sich nehmen, so tun Sie das doch oft nicht in dem Maße, wie es empfehlenswert ist. *Fitness für die Zellen mit Phytonährstoffen* möchte Ihnen den Stellenwert pflanzlicher Kost für Ihre Vitalität, Ihre Gesundheit und Ihre Selbstheilungskräfte näherbringen, und es Ihnen erleichtern, Ihre Lebensmittel bewusster auszuwählen und achtsamer zuzubereiten. Sie werden Karotten, Brokkoli und Grünkohl mit anderen Augen betrachten, Papaya, Blaubeeren und Weintrauben in neuen Kombinationen ausprobieren und sich über neue Geschmackserlebnisse freuen. Außerdem werden Sie erfahren, wann und in welcher Form natürliche Nahrungsergänzungen mit sekundären Pflanzenstoffen sinnvoll sind. Es ist so einfach, Genuss und Gesundheit im Alltag miteinander zu verbinden – durch einfache Rezepte und die eine oder andere natürliche Nahrungsergänzung.

Dieses Buch bietet Ihnen neue Anregungen für mehr Wohlbefinden in einem langen gesunden und vitalen Leben.

Milan Hartmann,
im Juli 2018

Grundwissen „sekundäre Pflanzenstoffe“

Eine ausgewogene Ernährung liefert uns alle wichtigen Nährstoffe, die wir für unser Leben, für unsere Vitalität und Gesundheit brauchen. Jeder weiß, dass uns pflanzliche Lebensmittel perfekt mit Kohlenhydraten, Proteinen, gesunden essenziellen Fetten, Vitaminen, Mineralstoffen und Spurenelementen versorgen. Was aber die wenigsten wissen, ist, dass sie noch weitere Inhaltsstoffe aufweisen, die für unsere Gesundheit aktiv werden: die „sekundären Pflanzenstoffe“ oder „Phytonährstoffe“. Sie dienen unserem Körper zwar nicht als Nähr- und Aufbaustoffe, sind aber dennoch unverzichtbar zur Vorbeugung von Krankheiten. Man bezeichnet sie auch als „Sekundärmetabolite“, als „Phytochemikalien“ oder im naturheilkundlichen Bereich als „Phytamine“. Doch was konkret können wir uns unter „sekundären Pflanzen(inhalts)stoffen“ vorstellen? Bedeutet *sekundär* so etwas wie „zweitrangig“ für den Menschen, also: nicht ganz so wichtig?

Nein! Diese Bezeichnung weist nicht auf die Bedeutung hin, die diese Stoffe in unserer Ernährung haben, sondern leitet sich allein von der Biologie der Pflanzen ab: Es gibt **primäre Pflanzenstoffe** – Kohlenhydrate (inklusive Ballaststoffe), Eiweiße und Fette –, die für die Pflanze lebensnotwendig sind als Baustoffe oder für ihren Energiestoffwechsel und damit für ihr Wachstum und ihre Vermehrung. Bei **sekundären Pflanzenstoffen** hingegen handelt es sich um sehr unterschiedliche chemische Verbindungen, die in vergleichsweise geringen Konzentrationen nur in speziellen Pflanzenzellen gebildet werden und für die Pflanze nicht lebensnotwendig sind. Sie erfüllen jedoch wichtige biologische Aufgaben im Bereich der Wechselbeziehungen zwischen Pflanze und natürlicher Umwelt. Hierbei handelt es sich u. a. um

- **Farb-, Aroma- und Duftstoffe** in Blüten und Früchten, die Insekten und andere Tiere zur Bestäubung oder zur Verbreitung der Samen der Pflanze anlocken;
- **Aromastoffe** (Geschmacks-, Bitterstoffe …), die Schädlinge, Pflanzenkrankheiten und Pflanzenfresser abwehren, sowie
- **Stoffe, die dem Schutz dienen,** etwa vor UV-Strahlung, vor Verdunstung oder zur mechanischen Festigung.

Phytonährstoffe – Unentbehrlich für unsere Gesundheit

Von der menschlichen Warte aus betrachtet, schenken uns sowohl eine ausgewogene Mischkost als auch eine rein pflanzliche Ernährung reichlich Makronährstoffe (Kohlenhydrate, Eiweiße und Fette) und Mikronährstoffe (Vitamine, Mineralstoffe und Spurenelemente). Sie alle sind für unseren Körper essenziell, d. h. lebensnotwendig. Die sekundären Pflanzeninhaltsstoffe wiederum sind streng genommen nicht essenziell, leisten aber einen wichtigen Beitrag zu unserer Gesunderhaltung, was zahlreiche Studien belegen. So senkt eine Ernährung, die reich ist an frischem Obst und Gemüse, das Krebsrisiko – was zu einem großen Teil auch auf diese vorbeugend wirkenden Stoffe zurückzuführen ist.

Phytonährstoffe sind in Obst, Gemüse, Kräutern, Gewürzen, Getreide, Hülsenfrüchten und Nüssen, also in so gut wie allen naturbelassenen pflanzlichen Lebensmitteln enthalten – und natürlich auch in für Mensch und Tier ungenießbaren oder sogar giftigen Pflanzen. Doch auch hier ist es meist die Dosis, die das Gift macht, denn in geringen Konzentrationen sind sie für den Menschen so wertvoll, dass Pflanzen ihretwegen zur Herstellung von Arzneien gezüchtet werden. Ein Beispiel hierfür ist Atropin, das Gift der Tollkirsche, das in der passenden Dosierung im Verdauungstrakt krampflösend und in der Augenheilkunde pupillenerweiternd wirkt. Ein anderes sind die Alkaloide des Schlafmohns, die als Schmerz- und Hustenmittel Verwendung finden.

Unter dem Begriff „sekundäre Pflanzenstoffe“ werden Stoffe mit sehr unterschiedlicher molekularer Struktur und damit ebenso verschiedenartiger Wirkung zusammengefasst – etwa 100 000 sind bereits bekannt, wobei nur 5000 bis 10 000 von ihnen in unseren Lebensmitteln eine Rolle spielen. Im menschlichen Körper beeinflussen sie erwiesenermaßen eine Vielzahl von Stoffwechselprozessen und tragen damit häufig zur Erhaltung unserer Gesundheit oder sogar zur Heilung bei. Dass in Erwägung gezogen wurde, die oligomeren Proanthocyanidine (OPCs, die zur Stoffgruppe der Polyphenole gehören) in „Vitamin P“ umzubenennen, lässt erahnen, wie wichtig sie für unsere Gesundheit sind, denn Vitamine sind unentbehrlich für unsere Gesundheit. Das *P* sollte hier für „Permeabilitätsfaktor“ stehen und bezieht sich auf die Gesunderhaltung unserer Blutgefäße.

Die Phytonährstoffe werden anhand ihrer unterschiedlichen molekularen Strukturen in neun Gruppen eingeteilt: Flavonoide, Phenolsäuren, Carotinoide, Phytoöstrogene, Glucosinolate, Sulfide, Monoterpene, Saponine und Phytosterole. Auf den folgenden Seiten möchte ich diese Gruppen kurz vorstellen und anschließend einige der gut erforschten und höchst wirksamen sekundären Pflanzenstoffe und ihren Nutzen für unsere Gesundheit herausgreifen und porträtieren.

Was ist nun so gesund an Spinat, Brokkoli, Roter Bete und Co.? Heute ist die Wissenschaft dem auf der Spur, was Urgroßmutter einfach richtig machte, aber eben nicht erklären konnte. Und auch wenn Sie und Ihre Lieben Rote Bete oder Spinat nicht wirklich mögen, es gibt so viele verschiedene Pflanzen mit gesundheitsfördernden Stoffen – und einige davon stehen sicherlich auch auf Ihrem Speiseplan. Sie werden außerdem erfahren, wie Sie die Vorteile der Pflanzeninhaltsstoffe optimal nutzen – zur Vorbeugung von Zivilisationskrankheiten wie Herz-Kreislauf-Erkrankungen, Krebs und Typ-2-Diabetes.

Info

Pflanzlich, abwechslungsreich, frisch & bio – Eine kraftvolle Symphonie für Ihre Vitalität!

Auch wenn die Industrie vermehrt Nahrungsergänzungsmittel mit hoch dosierten, isolierten sekundären Pflanzenstoffen in „optimierter Bioverfügbarkeit“ (siehe unter „Zum Thema ‚Bioverfügbarkeit‘“, Seite 20 f.) produziert, bedeutet das nicht, dass diese isolierten Stoffe den Nutzen erbringen, den sie versprechen, und eine ausgewogene gesunde Ernährung ersetzen. Je häufiger und vielfältiger wir sekundäre und andere Pflanzeninhaltsstoffe durch

eine **bunte, ausgewogene, überwiegend pflanzliche Ernährung** zu uns nehmen, desto wahrscheinlicher wird ein positiver Effekt für unsere Gesundheit.
Auch wenn wir die Wirkung einzelner sekundärer Pflanzenstoffe kennen, so steht doch im Mittelpunkt einer gesunden Ernährung immer die frische und naturbelassene Pflanze – ihre Frucht, ihre Samen, ihre Wurzel, ihre Blätter –, denn in ihr sind Tausende von bioaktiven Substanzen (sekundäre Pflanzenstoffe und Ballaststoffe) sowie Enzyme, Vitamine, Mineralstoffe, Spurenelemente und vieles mehr enthalten, die in ihrer jeweils speziellen Komposition für unseren Körper von unermesslichem Nutzen sind. Diese wunderbare Vielfalt steckt bereits in einem einzigen Apfel alter Sorte und wird niemals durch Menschenhand in einem Nahrungsergänzungsmittel kopiert oder durch es gar verbessert werden können.
Ernähren Sie sich also ausgewogen pflanzlich, d. h., schöpfen Sie aus der Fülle der Obst- und Gemüsesorten. Es ist das Zusammenspiel aller enthaltenen Substanzen im Lebensmittel, das seine besondere Wirkung für unsere Gesundheit ausmacht, das offenbart sich auch der Wissenschaft. So kann man Brokkoli etwa nicht allein auf seinen Gehalt an Indole-3-Carbinol reduzieren, ebenso wenig wie Trauben auf ihren Gehalt an oligomeren Proanthocyanidinen (OPCs). Dennoch bin ich aufgrund des enormen gesundheitlichen Potenzials ausgewählter sekundärer Pflanzenstoffe wie OPCs, EGCGs, Curcuminoide und Co. der Ansicht, dass es durchaus sinnvoll sein kann, zusätzlich zur ausgewogenen Ernährung **hochwertige Nahrungsergänzungsmittel** einzusetzen. Letztere sollten allerdings stets eine hohe Bioverfügbarkeit durch die Symphonie vieler verschiedener sekundärer Pflanzenstoffe, Enzyme und weiterer Vitalstoffe liefern. Detailliertere Informationen zum Thema finden Sie unter „...-haltige Nahrungsergänzungsmittel" in den einzelnen Kapiteln zu den Phytonährstoffen. Bitte beachten Sie in jedem Fall den Rat Ihres Arztes, Heilpraktikers oder die auf der jeweiligen Verpackung angegebenen Dosierungsempfehlungen.

Und denken Sie daran: Es ist die Symphonie natürlicher Inhaltsstoffe, die ihre Bioverfügbarkeit verbessert. Und wie sieht es in puncto „Phytonährstoffe" aus mit der Überlegenheit von **Bio-Obst und -Gemüse** im Vergleich zu konventionell angebautem?
„Wir haben uns im Rahmen eines Forschungsprojektes intensiv mit dieser Frage auseinandergesetzt. Die Ergebnisse aus der Literatur sowie unsere eigenen Ergebnisse zeigen nur geringe Unterschiede im Gehalt an sekundären Pflanzenstoffen. Dies konnten wir für Äpfel, Karotten und Weizen nachweisen. In der Tendenz haben die Bio-Produkte bei gleicher Sorte einen leicht höheren Gehalt. Diese Unterschiede sind jedoch geringer als die sortenbedingten Unterschiede, die innerhalb einer Anbaurichtung, z. B. zwischen Äpfeln der Sorten Elstar und Golden Delicious, auftreten", das schreibt Dr. Bernhard Watzl, Professor für Ökotrophologie, in der *Ernährungs-Umschau* (Ausgabe 8, 2008).
Ich persönlich empfehle dennoch Obst, Gemüse und Nahrungsergänzungsmittel in Bioqualität, denn die Verwendung der Pflanzenschutz- und Düngemittel in der konventionellen Landwirtschaft ist mit ungewissen Risiken für unsere Gesundheit verbunden. Auch wenn einzelne Pestizide als unbedenklich eingestuft wurden, so sind sich die Toxikologen nach wie vor nicht sicher, was ein Cocktail verschiedener Pestizide langfristig in unserem Körper bewirkt.

Die neun Gruppen der Phytonährstoffe

Zu den sekundären Pflanzenstoffen zählen, wie bereits oben erwähnt, die neun Stoffgruppen – Flavonoide, Phenolsäuren, Carotinoide, Phytoöstrogene, Glucosinolate, Sulfide, Monoterpene, Saponine und Phytosterole –, die sich von ihrem chemischen Aufbau her unterscheiden und sich jeweils aus verschiedenen Untergruppen zusammensetzen. Es sind die unterschiedlichen Molekülstrukturen der Stoffgruppen, die für deren biologische Eigenschaften, für die Bioverfügbarkeit (siehe unter „Bioverfügbarkeit – Worauf es letztlich ankommt", Seite 20 f.), und für ihre antioxidative Aktivität (siehe Info-Kasten Seite 14 f.) bzw. ihre spezifischen Wechselwirkungen mit Zellrezeptoren und Enzymen verantwortlich sind. In der Tabelle auf Seite 18 f. finden Sie weitere Informationen zu den einzelnen Stoffgruppen: in welchen Lebensmitteln sie enthalten sind, ihre Bedeutung für die Pflanzen selbst und für die Gesundheit des Menschen.

Doch vorab stelle ich Ihnen die neun Stoffgruppen vor:

Flavonoide

Dies ist die größte Gruppe der Phytonährstoffe. Flavonoide gehören zu den Polyphenolen und kommen hauptsächlich in den Randschichten von Blättern, Wurzeln und Früchten – also in der Schale von Obst, Gemüse und Getreide – vor. Sie sind (wie die Carotinoide) Pflanzenfarbstoffe, die hier verantwortlich sind für die rote, blaue, hellgelbe und violette Färbung vieler Gemüse- und Obstsorten. Bisher wurden etwa 5000 unterschiedliche Flavonoide im Pflanzenreich entdeckt.

Dass sie auch bei manchen Tierarten, etwa in den Flügeln mancher Schmetterlinge, vorzufinden sind, liegt daran, dass Flavonoide mit der pflanzlichen Nahrung aufgenommen und im Körper eingelagert werden.

Insgesamt gibt es neun Gruppen von Flavonoiden, von denen ich zwei Vertreter der Gruppe der Flavanole – die oligomeren Proanthocyanidine (OPCs; siehe Seite 26 ff.) und die Epigallocatechingallate (EGCGs; siehe Seite 40 ff.) – näher vorstellen werde. Bekannt ist auch das Quercetin aus Zwiebeln und Äpfeln.

Phenolsäuren

Phenolsäuren gehören wie die Flavonoide zu den Polyphenolen, die in den letzten Jahren in umfangreichen Studien untersucht wurden. Sie sind nahezu allgegenwärtig in unseren pflanzlichen Lebensmitteln und haben ein außerordentlich breites Wirkspektrum, was den Schutz vor Krankheiten anbelangt. Auch sie sind vor allem in Randschichten von Blättern, Wurzeln und Früchten zu finden, allerdings sind sie überwiegend farblos. Kaffee-, Ferula- und Ellagsäure sind Phenolsäuren, die wichtig sind für unsere Ernährung.

Die Gingerole der Ingwerwurzel (siehe Seite 104 ff.) und die Curcuminoide der Kurkumawurzel (siehe Seite 93 ff.) werden ebenfalls dieser Stoffgruppe zugeordnet.

Carotinoide

Das wohl bekannteste Carotinoid ist Betacarotin (auch „Provitamin A" genannt), das im Körper zu Vitamin A verstoffwechselt wird und wichtig ist für die Knochen, die Sehkraft, die Haut, Fruchtbarkeit und Schwangerschaft, das Hormon Testosteron und das Immunsystem. Von den über 750 verschiedenen Carotinoiden haben knapp 50 eine Provitamin-A-Aktivität! Jüngste Forschungsergebnisse zeigen, dass Carotinoide vorbeugend gegen Krebskrankheiten, Gefäßveränderungen und das metabolische Syndrom (und damit Herz-Kreislauf-Erkrankungen) wirken. Bei den Pflanzen selbst dienen sie als Schutz der Chlorophyllmoleküle (die lebensnotwendige Lichtenergie absorbieren) vor lichtbedingten Schäden und sind in den Chloroplasten an der Lichtaufnahme beteiligt. Carotinoide dienen als Freie-Radikale-Fänger: Sie schützen Moleküle in Pflanzen und im menschlichen Körper vor unerwünschtem oxidativem Stress (siehe Info-Kasten unten), erhalten also die Gesundheit, indem sie Schäden beispielsweise an der DNA verhindern.

Es sind neben Betacarotin im Besonderen Lutein, Zeaxanthin und Lykopin (siehe Seite 51 ff.), die viele gesundheitliche Effekte – weit über ihre Provitamin-A-Aktivität hinaus – haben.

Info

Antioxidantien – Effektiver Schutz vor oxidativem Stress

Freie Radikale sind Molekülfragmente, die fortwährend in unserem Körper als *normales* Nebenprodukt der Stoffwechselvorgänge entstehen, und das hauptsächlich in den Mitochondrien, den Kraftwerken unserer Zellen. In geringen Mengen sind sie unserer Gesundheit förderlich, so unterstützen sie z. B. das Immunsystem. Um mit ihren zerstörerischen Wirkungen bei einem Überschuss an freien Radikalen fertigzuwerden, besitzt unser Körper ein eigenes Schutzsystem aus körpereigenen Enzymen und antioxidativ wirkenden Stoffen aus der Nahrung, mit dessen Hilfe er überschüssige freie Radikale inaktivieren kann. Bei erhöhten äußeren Belastungen wie Umweltgiften, unangemessener körperlicher Belastung durch zu viel Sport, ungesunder Ernährung, übermäßiger Sonneneinstrahlung sowie exzessivem

Genussmittelkonsum (Alkohol, Zigaretten, Medikamente), erhöhter psychischer Belastung und Stress können weitaus mehr freie Radikale gebildet werden. Ein solcher „oxidativer Stress" macht uns krank und lässt uns schneller altern. Die Liste der z. T. degenerativen Erkrankungen, die auf diese Weise begünstigt werden, ist lang: Sie reicht von Entzündungen über Herz-Kreislauf- und rheumatischen Erkrankungen bis hin zu Krebs.
Schützen Sie Ihren Körper durch eine an Antioxidantien reiche Ernährung: Vitamin C (aus frischem Obst und Gemüse) und E (aus nativen Pflanzenölen) sowie sekundäre Pflanzenstoffe wie z. B. Flavonoide (OPCs, EGCGs; siehe Seite 26 ff.) und Carotinoide (siehe Seite 51 ff.) haben erwiesenermaßen eine antioxidative Wirkung. Außerdem können sekundäre Pflanzenstoffe auch körpereigene, antioxidativ wirkende Enzyme positiv beeinflussen oder dazu beitragen, dass solche Enzyme vermehrt gebildet und ausgeschüttet werden. Viel frisches Obst, Gemüse, Vollkorn-Getreideprodukte und Hülsenfrüchte in Bioqualität sollten auf Ihrem Speiseplan stehen. Außerdem meiden Sie am besten extreme körperliche Belastung, Rauchen, den übermäßigen Genuss von Alkohol sowie intensive Sonnenbäder – so beugen Sie oxidativem Stress vor und erhalten Ihre Gesundheit und Vitalität!

Phytoöstrogene

Ihre Struktur ähnelt der von vom menschlichen Körper gebildeten Östrogenen, und so können sie deren Aktivität nachahmen oder blockieren. Zu dieser Stoffgruppe gehören Isoflavone, Lignane und Coumestane. Insbesondere Isoflavone weisen östrogene Aktivität auf, mit sowohl positiven als auch negativen Konsequenzen. Hauptquelle für Phytoöstrogene sind Soja und Sojaprodukte, in Vollkornprodukten und Leinsamen sind sie allerdings ebenfalls enthalten. Diese Stoffe haben wohl einige gesundheitsfördernde Wirkungen, insbesondere in Bezug auf eine Risikosenkung hinsichtlich Brust- und Prostatakrebs; allerdings sind die genauen Wirkmechanismen bislang noch nicht geklärt. Was den Verzehr von Sojaprodukten anbelangt, so sollten insbesondere Frauen in der Menopause und Frauen, die bereits an Brustkrebs erkrankt waren, jedoch *Vorsicht* walten lassen.

Glucosinolate

Diese schwefelhaltigen „Senföle" – von denen mehr als 120 verschiedene bekannt sind – schützen Kreuzblütengewächse vor Fraßschädlingen und geben Senf, Rettich, Meerrettich, Kohl, Kresse und Co., aber auch der Papaya samt ihren Kernen einen scharfen Geschmack. Sie helfen unserem Körper beim Entgiften und schützen ihn somit vor potenziellen Schäden durch Umweltgifte. Zudem wirken sie antioxidativ und stärken das Immunsystem, und auch ihre krebsvorbeugende Wirkung ist bekannt. Zu den wichtigsten Vertretern zählen Indol-3-Carbinol (I-3-C) und Sulforaphan.

Die genauen Wirkmechanismen der Glucosinolate (siehe Seite 81 ff.) im Organismus sind bislang noch nicht letztendlich geklärt.

Sulfide

Diese schwefelhaltigen Verbindungen kommen hauptsächlich in Liliengewächsen – Knoblauch, (Schnitt-)Lauch und Zwiebeln – vor. Wissenschaftlich gut untersucht ist das Alliin in Knoblauch, das beim Zerkleinern des Knoblauchs durch Enzyme und Wärme zu Allicin umgewandelt wird, das wiederum für den typischen Knoblauchgeruch und die gesundheitsfördernde Wirkung des Knoblauchs verantwortlich ist. Es soll krebsvorbeugende Wirkungen entfalten, insbesondere gegen Krebsarten des Verdauungssystems. Zellkulturstudien zeigten, dass Sulfide vor Schäden von krebserregenden Substanzen schützen und das Krebswachstum hemmen.

Monoterpene

Innerhalb dieser Stoffgruppe sind einige Hundert verschiedene Strukturen bekannt. Sie kommen hauptsächlich in Zitrusfrüchten – Zitronen, Orangen, Grapefruits und Mandarinen – vor und sind für ihr frisches Zitrusaroma verantwortlich. Aber auch Fenchel und Kümmel sowie Pfefferminze enthalten Monoterpene. Das in Nahrungspflanzen häufigste Monoterpen ist Limonen. Seine krebshemmende Wirkung ist bereits seit den 1980er-Jahren bekannt. Inzwischen sind erfolgreich vorklinische

Studien an Krebspatienten mit Brust-, Pankreas- und Dickdarmkrebs durchgeführt worden. Auch antimikrobielle Wirkungen wurden beobachtet. Aus diesem Grunde verwende ich in meinen Rezepten gern frischen Zitronensaft und Zitronenschale.

Achtung! Monoterpene sind licht- und oxidationsempfindlich und reagieren mit manchen Verpackungs-Beschichtungen aus Kunststoff: Kaufen Sie also frische, offene Lebensmittel in Bioqualität.

Saponine

Diese bitter schmeckenden Stoffe sind weit verbreitet und kommen besonders in nährstoffreichem Gewebe wie Wurzeln, Knollen, Blättern, Blüten und Samen – z. B. in Hülsenfrüchten, Hafer, Spargel, Spinat, Paprikaschoten, Kartoffeln, Tomaten, Fenchel, Kräutern etc. – von mehr als 90 Pflanzenfamilien vor. Der Begriff „Saponine“ entstammt dem Lateinischen *sapo*, was „Seife“ meint, denn: Verschüttelt man zerkleinerte saponinreiche Pflanzen mit Wasser, entsteht oft ein seifenartiger Schaum. Saponine spielen eine wichtige Rolle bei therapeutisch wirksamen Arzneien der Pflanzenheilkunde.

Die gesundheitlichen Wirkungen einer saponinreichen Ernährung sind noch nicht ausreichend erforscht. Zellkulturstudien deuten auf antifungale (pilzhemmende), antibiotische und krebshemmende Effekte hin.

Phytosterole

Diese auch „Phytosterine“ genannten Stoffe sind aufgrund ihrer chemischen Struktur und ihrer Funktion im Organismus dem menschlichen und natürlich auch dem tierischen Cholesterin sehr ähnlich. Sie sind vor allem in einigen fettreichen pflanzlichen Nahrungsmitteln, wie Nüssen und Samen, sowie in Vollkornprodukten enthalten. Ihre Bioverfügbarkeit ist allerdings sehr gering im Vergleich zu dem Cholesterin aus tierischen Fetten. Sonnenblumenkerne, Weizenkeime, Sojabohnen, Kürbiskerne und Sesamsaat und damit auch die aus ihnen gewonnenen pflanzlichen Öle sind ein wahres Füllhorn an Phytosterolen. **Wertvoll sind hier natürlich stets die unraffinierten, nativen Öle!**

Phytosterole wirken cholesterinsenkend, was auf einer Hemmung der Cholesterin-Absorption im Darm beruht. Allerdings kann eine stark erhöhte Phytosterol-Konzentration im Blut zu Arteriosklerose führen, was das Risiko für die Entstehung von Herz-Kreislauf-Erkrankungen erhöht.

Tabelle: Die neun Gruppen sekundärer Pflanzenstoffe und ihre möglichen gesundheitsfördernden Wirkungen

Sekundäre Pflanzenstoffe (Gruppe)	Zum Beispiel enthalten in	Bedeutung für die Pflanze	Mögliche positive Effekte auf die Gesundheit *	Einfluss auf die Gesundheit des Menschen **
Flavonoide (z. B. Anthocyane, Flavonole [Quercetin], Flavanole [Catechin], Flavanone [Hesperidin], Flavone [Luteolin], Anthocyane, Isoflavonoide; derzeit 4000–5000 Verbindungen bekannt)	Äpfeln, Birnen, Trauben, Kirschen, Pflaumen, Beerenobst, Zwiebeln, Grünkohl, Auberginen, Sojabohnen, schwarzem und grünem Tee, Rotwein …	Farbstoffe (rot, hellgelb, blau, violett)	antioxidativ, antibiotisch, blutdrucksenkend, entzündungshemmend, verhindern Thrombose, beeinflussen das Immunsystem positiv, neurologische Effekte (positiver Einfluss auf kognitive Fähigkeiten)	assoziiert mit verringertem Risiko für bestimmte Krebsarten und Herz-Kreislauf-Erkrankungen
Phenolsäuren (z. B. Hydoxyzimtsäuren [Kaffeesäure, Ferulasäuren], Hydroxybenzoesäuren [Gallussäure])	Kaffee, Tee, Vollkornprodukten, Weißwein, Nüssen	Abwehrstoffe gegen Fraßfeinde	antioxidativ	assoziiert mit verringertem Risiko für bestimmte Krebsarten
Carotinoide (z. B. Alpha- und Betacarotin in orange-rot-gelbem Gemüse, Lykopin in Tomaten, Xanophylle in grünblättrigem Gemüse; derzeit etwa 650 bekannt, mehr als 50 können in Vitamin A umgewandelt werden)	Karotten, Tomaten, Paprikaschoten, grünem Gemüse (Spinat, Grünkohl …), Grapefruits, Aprikosen, Melonen, Kürbissen …	Farbstoffe (gelb, rot, orange), schützen das Chlorophyll vor oxidativem Abbau	antioxidativ, entzündungshemmend, beeinflussen das Immunsystem positiv	assoziiert mit verringertem Risiko für Herz-Kreislauf-Erkrankungen und altersbedingten Augenkrankheiten (diskutiert werden: Risikosenkung von Krebs, metabolischem Syndrom [entscheidender Risikofaktor für koronare Herzkrankheiten] und Gefäßveränderungen)

Sekundäre Pflanzenstoffe (Gruppe)	Zum Beispiel enthalten in	Bedeutung für die Pflanze	Mögliche positive Effekte auf die Gesundheit *	Einfluss auf die Gesundheit des Menschen **
Phytoöstrogene (z. B. Isoflavone [Genistein], Lignane [Secoisolariciresinol], Coumestane)	Getreiden und Hülsenfrüchten (z. B. Sojabohnen), Ölsaaten, Leinsamen ...	Pflanzenhormone (ähnlich aufgebaut wie das weibliche Sexualhormon Östrogen)	antioxidativ, beeinflussen das Immunsystem positiv	verbessern Blutgefäßfunktion und Blutdruck (diskutiert werden: schützende Wirkungen vor Krebs-, Herz-Kreislauf-Erkrankungen, Knochendichte und klimakterische Beschwerden)
Glucosinolate (schwefelhaltige Moleküle; derzeit mehr als 120 Strukturen bekannt)	allen Kreuzblütengewächsen (Kohlarten, Rettichen, Meerrettich, Radieschen, Kresse, Senf ...)	Abwehrstoffe gegen Fraßfeinde oder Pathogene	antioxidativ, beeinflussen das Immunsystem positiv	assoziiert mit verringertem Risiko für bestimmte Krebsarten
Sulfide (z. B. Alliin, Allicin, Diallylsulfid, Diallyldisulfid [Ajoen])	Zwiebeln, Lauch, Knoblauch, Schnittlauch ...	Duft- und Aromastoffe	antibiotisch, antioxidativ, blutdrucksenkend, cholesterolsenkend, verhindern Thrombose	assoziiert mit verringertem Risiko für bestimmte Krebsarten
Monoterpene (Hauptbestandteil ätherischer Öle)	Minze, Fenchel, Zitrusfrüchten, Kümmel, Ingwerwurzel ...	Duft- und Aromastoffe	cholesterolsenkend, antikarzinogen	–
Saponine (z. B. Glyzyrrhizin)	Hülsenfrüchten, Sojabohnen, Spargel, Spinat, Hafer, Lakritze	Bitterstoffe (in wässriger Lösung: schaumbildende Wirkung)	antikarzinogen, antibiotisch (antifungal)	–
Phytosterole	Nüssen und Pflanzensamen (Sonnenblumenkernen, Sesamsaat, Sojabohnen), Hülsenfrüchten ...	Membranbaustoff, Pflanzenhormone (ähnlich aufgebaut wie Cholesterol)	cholesterolsenkend	senken die Cholesterol-Konzentration im Blut (diskutiert wird: Zusammenhang mit Herz-Kreislauf-Erkrankungen)

* Ergaben sich vorwiegend aus Tier- und *in vitro*-Versuchen (also an isolierten Geweben)
** Epidemiologische Studien (Beobachtungsstudien)
(Nach: Watzl und Rechkemmer 2004, Watzl 2008 und 2012)

Den auf den Seiten 12 ff. genannten neun Stoffgruppen lassen sich manche Stoffe wie beispielsweise Chlorophyll (und auch Phytinsäure) *nicht* zuordnen. Aus biologischer Sicht gehört Chlorophyll auch nicht zu den sekundären Pflanzenstoffen, denn es ist *für die Pflanze selbst lebensnotwendig* und damit ein „primärer Pflanzenstoff". Für die Ernährungswissenschaft allerdings gehören sowohl Chlorophyll als auch Phytinsäure zu den sekundären Pflanzenstoffen, denn sie sind beide für den Menschen kein essenzieller – will heißen: lebensnotwendiger – Nährstoff wie die Makronährstoffe Kohlenhydrate, Fette und Eiweiße sowie die Mikronährstoffe Vitamine, Mineralstoffe und Spurenelemente es sind. Somit finden Sie in diesem Praxisratgeber auch ein Kapitel über das Chlorophyll (siehe Seite 64 ff.).

Bioverfügbarkeit – Worauf es letztlich ankommt!

Sekundäre Pflanzenstoffe gibt es unzählige, von denen bis heute viele noch unbekannt sind. Wie genau sie wirken und wie es um ihre **Bioverfügbarkeit** steht, das **hängt von verschiedenen Faktoren ab** und lässt sich nicht allgemeingültig sagen. Der Begriff „Bioverfügbarkeit" beschreibt, wie viel von einem Nahrungsinhaltsstoff von unserem Körper aufgenommen wird und in unseren Zellen ankommt. Je mehr und je schneller er also im Körper dorthin gelangt, wo er wirken soll, desto höher ist die Bioverfügbarkeit des betreffenden Stoffes und desto schneller kann er für unsere Gesundheit tätig werden.

Interessant ist in diesem Zusammenhang, dass die Aufnahme einiger Stoffe in Kombination mit anderen effektiver ist. Und so ist es die Symphonie mehrerer sekundärer Pflanzenstoffe in Kombination mit Enzymen, Vitaminen, Mineralstoffen und Spurenelementen, die von unserem Körper besser verwertet wird als isolierte einzelne Stoffe. Dies spricht noch einmal dafür, dass man mit frischen Bio-Lebensmitteln am besten versorgt ist und nicht, indem man versucht, die eigene „unachtsame To-go-Ernährung" durch Nahrungsergänzungen fehlender Nährstoffe aufzufangen. Doch auch bei Nahrungsergänzungsmitteln gibt es sehr unterschiedliche Qualitäten, was die Bioverfügbarkeit anbelangt. Bei Lebensmitteln ist meine Empfehlung eine sehr einfach umzusetzende: Kaufen Sie so naturbelassen und frisch wie möglich. Lange Lagerzeiten von Obst und Gemüse und Verarbeitungsprozesse wirken sich nachteilig auf die Bioverfügbarkeit der Inhaltsstoffe aus.

Natürlich spielen auch unser Gesundheitszustand, unser Alter und die Gesundheit unseres Verdauungssystems eine Rolle, wenn es um die Aufnahme von Nähr- und anderen Pflanzeninhaltsstoffen geht. Und nicht zuletzt ist es die „natürliche Verpackung“, die die Aufnahme von Stoffen aus Pflanzen erschwert. So müssen etwa die pflanzlichen Zellwände erst aufgebrochen werden, damit unser Körper in den Genuss aller in den Zellen enthaltenen Pflanzenstoffe kommen kann. Wir müssten unsere Lebensmittel dafür viel intensiver und länger kauen, als wir es tatsächlich tun. Daher macht es einen Unterschied, ob ein Lebensmittel gekocht, **im Hochleistungsmixer** püriert (hier **werden die Zellwände aufgebrochen und die wertvollen Inhaltsstoffe freigesetzt!**) oder in Form von unverarbeiteter Rohkost verzehrt wird. Manche Stoffe werden aus rohen Pflanzen besser aufgenommen, andere Gemüsesorten wiederum sollten gekocht und wieder andere (wie grünes Blattgemüse) roh püriert werden.

Natürliche und **hochwertige Nahrungsergänzungsmittel** werden meist schnell in den Blutkreislauf aufgenommen, da sie zumindest nicht in die Zellwand eines Lebensmittels eingebunden sind und durch die Verdauung erst aufgebrochen werden müssen. Allerdings bestimmt nur ein hoher Grad an Bioverfügbarkeit – durch die Komposition vieler wertvoller Stoffe –, wie gut sekundäre Pflanzenstoffe von Nahrungsergänzungen in den entsprechenden Zellen ankommen und wirksam sind.

Info

Roh, gekocht oder gedörrt – Wie profitieren wir am meisten von frischem Pflanzlichem?

Was sekundäre Pflanzenstoffe anbelangt, so ist **Rohkost nicht grundsätzlich der Kochkost vorzuziehen.** So einfach ist es leider nicht: Lykopin etwa, der rote Farbstoff in Tomaten, Wassermelonen, Papaya, pinkfarbenen Grapefruits und Äpfeln, verträgt Hitze nicht nur sehr gut, interessanterweise ist z. B. in 100 Gramm Tomatenmark wesentlich mehr Lykopin enthalten als in derselben Menge einer Mischung der eben genannten rohen Früchte. Daher eignen sich gekochte Tomatensaucen aus frischen Tomaten mit Tomatenmark ideal für die Lykopin-Versorgung. Auch Betacarotin, das Karotten, Kürbis, Mango und Orangen ihre gelborange Farbe

schenkt, übersteht Hitzebehandlung recht gut. Lutein und Zeaxanthin aus dunkelgrünem Blattgemüse (Mangold, Grünkohl, Spinat etc.) und Kräutern (Löwenzahnblätter, Petersilie u. v. m.) hingegen mögen keine Hitze und sollten roh (beispielsweise als/im Salat oder in einem leckeren grünen Smoothie; siehe Rezepte unter „Praktische Hinweise" in den Kapiteln der einzelnen Pflanzeninhaltsstoffe) verzehrt werden.
Frische Beeren, Trauben und Nüsse sowie Schokolade, Kakaopulver und Kakaonibs in Rohkostqualität und ohne Zucker sind reich an hitzeempfindlichen oligomeren Proanthocyanidinen (OPCs), die bereits beim Rösten der Kakaobohnen zu einem großen Teil zerstört werden.
Die Epigallocatechingallate (EGCG) des Grüntees hingegen sind hitzestabil und vertragen entgegen der landläufigen Meinung auch Temperaturen über 70 °C, während wertvolle Aromen und andere sekundäre Pflanzenstoffe des Tees bei der Verwendung von heißerem Wasser zerstört werden. Brühen Sie Ihren grünen Tee also mit 70 °C heißem Wasser auf und lassen Sie ihn etwa 10 Minuten ziehen, so gelangt mehr EGCG ins Getränk!
Chlorophyll wird bei Temperaturen über 60 °C aus dem Lebensmittel gelöst und kann ins Kochwasser übergehen, d. h., blanchierter Tiefkühlspinat enthält weniger Blattgrün als frischer, roher Spinat. Chlorophyllreiche Nahrungsmittel sollten Sie also lieber als Rohkost verzehren oder beim Kochen auf jeden Fall das Kochwasser mitverwenden. Glucosinolate, die in Kohlgemüse enthalten sind, sind sehr hitzeempfindlich, daher genießen Sie Brokkoli, Grünkohl, Kohlrabi und Co. am besten roh (aber in Maßen, da sie zu Blähungen führen). Andere an Glucosinolat reiche Lebensmittel wie Papaya verursachen auch roh keine Blähungen, da können Sie so viel essen, wie Sie mögen.
Die Curcuminoide der Kurkumawurzel sind hitzestabil und dürfen gut und gerne in Kombination mit schwarzem Pfeffer in leckeren Gerichten verwendet werden. Natürlich passt Kurkuma auch in verschiedene Rohkost-Kreationen wie Smoothies. Ingwerwurzel kann ebenfalls roh oder erhitzt

verzehrt werden, denn auch den Gingerolen machen hohe Temperaturen nichts aus.
Wenn Sie Ihr **Obst und Gemüse** selbst **dörren** – um es haltbar zu machen oder als Snack zu genießen –, sollten Sie bedenken, dass eine ganze Reihe von Phytonährstoffen hitzeempfindlich sind. Dörren Sie bei Temperaturen unter 40 °C! Gekauftes getrocknetes Obst und Gemüse wurde oft bei Temperaturen zwischen 40 und 100 °C getrocknet und dabei gehen eben einige hitzeempfindliche sekundäre Pflanzenstoffe und Vitamine verloren. Kaufen Sie getrocknetes Obst und Gemüse in Rohkostqualität: Es wurde bei Temperaturen unter 40 °C gedörrt und die wichtigen Inhaltsstoffe sowie das Aroma bleiben optimal erhalten.
Tipps: Für Ihre **selbst hergestellten Apfelchips** verwenden Sie am besten alte Apfelsorten, die mehr sekundäre Pflanzenstoffe enthalten (siehe im Folgenden)! Und dörren Sie sanft bei Temperaturen bis 40 °C!

Phytonährstoffe in Wildkräutern und alten Obst- und Gemüsesorten

Wildkräuter haben in unserer Ernährung eine lange Geschichte, die leider kaum überliefert ist. Heutzutage gibt es nur wenige traditionelle Wildkräuter-Gerichte, und viele Menschen wissen gar nicht, welch leckere Speisen man daraus zaubern kann. Das ist erstaunlich, wenn man bedenkt, dass unsere Vorfahren noch vor dem Zeitalter des Ackerbaus ausschließlich wilde Nahrung verzehrt haben. Zum Glück gibt es mittlerweile gute Bücher zum Sammeln und zur Zubereitung von Wildkräutern (siehe Literaturempfehlungen, Seite 121 ff.). Doch bislang gibt es bedauerlicherweise nicht viele wissenschaftliche Untersuchungen zu essbaren Wildpflanzen, obgleich anzunehmen ist, dass sie eine große Vielfalt an sekundären Pflanzen- und anderen Inhaltsstoffen beinhalten.

Bestimmte Gruppen sekundärer Pflanzenstoffe sind in hoher Konzentration in einzelnen Wildkräutern zu finden: Lykopin, Lutein und Zeaxanthin in Rotem Klee, Lutein und Zeaxanthin in Löwenzahn, Flavonoide und Phenolsäuren in wilden Brombeeren und wildem Majoran, Glucosinolate in (Wiesen-, Bitterem, Behaartem) Schaumkraut, Monoterpene in wildem Majoran und wilder Pfefferminze, Phytoöstrogene in Rotem Klee, Phytosterine in Brennnesselsamen und -wurzeln, Saponine in Gänseblümchen und Sulfide in Bärlauch.

Das Obst und Gemüse aus dem Supermarkt wird leider immer einheitlicher: Bitterstoffe wurden aus dem Gemüse herausgezüchtet, Obst soll vor allem süß sein, Gemüse nicht bitter ... Die meisten Obst- und Gemüsesorten wurden rein auf geschmackliche Eigenschaften hin gezüchtet. Sortenvielfalt gibt es heute kaum noch, und das auch weil die moderne Landwirtschaft verschiedene Methoden zum Pflanzenschutz und zum vereinfachten und schnelleren Wachstum anwendet für ein Maximum an Ertrag. – So bleibt die Vielfalt der Aromen und sekundären Pflanzenstoffe leider auch auf der Strecke. Viele Phytonährstoffe schützen die Pflanze vor Fraßfeinden oder ungünstigen Umweltbedingungen. Wenn Pflanzen jedoch unter kontrollierten Bedingungen ohne jegliche Herausforderungen wachsen, entwickeln sie weniger Schutzmechanismen, also auch weniger dieser Wunderstoffe.

„Alte“ Obst- und Gemüsesorten hingegen sind oft robuster gegenüber den Herausforderungen der Natur und enthalten dadurch mehr schützende sekundäre Pflanzenstoffe. (Der Begriff „alte“ bezeichnet hier Sorten, die vom Erwerbsobstbau heute nicht mehr angeboten werden, deren Ursprünge zum Teil bis ins 17. Jahrhundert oder noch früher zurückverfolgt werden können; hier gibt es oft auch spezielle regionale Sorten.) So sind alte Apfelsorten wie Berlepsch, Boskop, Cox Orange und Idared wesentlich reicher an Polyphenolen als neuere Sorten wie Jonagold, Pink Lady oder Granny Smith. Geschmackliche Vorteile bieten besonders alte Tomatensorten, die mit sehr viel satteren Aromen daherkommen. Grünkohl, Karotten, Salate u. v. m. gibt es auch als alte Sorten mit mehr Geschmack und einem Plus an sekundären Pflanzenstoffen. Sehen Sie sich einmal auf Ihrem regionalen Bauernmarkt um, fragen Sie beim Bio-Bauern nach „alten Sorten“, manche werden bereits wieder angebaut.

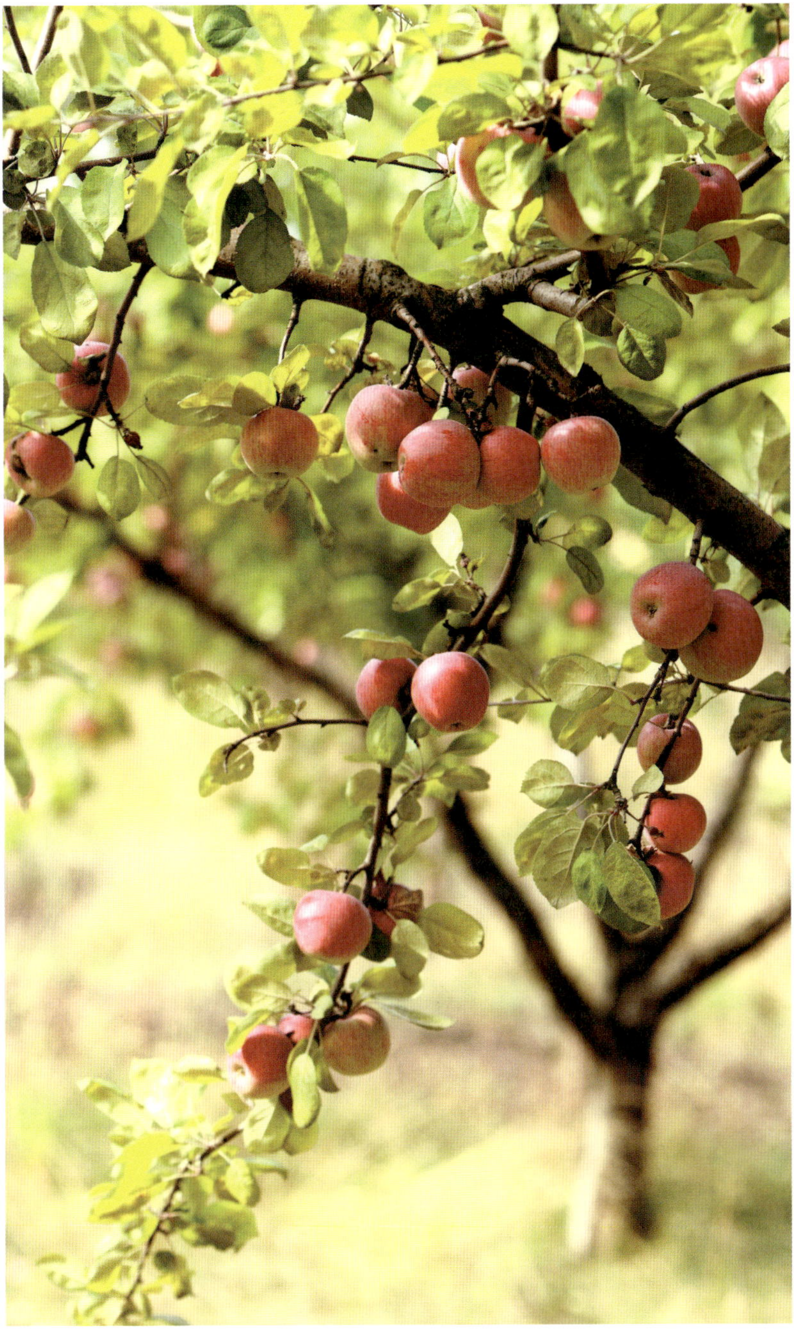

Porträts ausgewählter Phytonährstoffe

Die sekundären Pflanzenstoffe, die ich Ihnen im Folgenden ausführlicher vorstelle – oligomere Proanthocyanidine (OPCs), Epigallocatechingallate (EGCGs), die Carotinoide Betacarotin, Lutein, Zeaxanthin und Lykopin, Chlorophyll, Glucosinolate, Curcuminoide und Gingerole –, sind bedeutend für unser Wohlbefinden und ihre Wirkungsweisen sind gut erforscht. Sie sind reichlich enthalten in einheimischen Gemüse- und Obstsorten sowie in Lebensmitteln wie grünem Tee, Ingwer- und Kurkumawurzel, die überall erhältlich sind.

Sie erfahren im Folgenden Wissenswertes über die Phytonährstoffe, die entsprechenden Lebensmittel und ihre gesundheitsfördernden Wirkungen. Außerdem bekommen Sie praktische Hinweise mit auf den Weg, die es Ihnen leicht machen, die ganze Fülle der in den entsprechenden Lebensmitteln enthaltenen Inhaltsstoffe für sich und Ihren Körper zu nutzen. Damit Sie die Kraft der vorgestellten Lebensmittel mit der unterschiedlichen Komposition an Inhaltsstoffen am eigenen Leib erfahren können, gebe ich Ihnen leckere, schnell zubereitete Rezepte für Smoothies, Säfte, Salate und Speisen (im jeweiligen Kapitel unter „Praktische Hinweise" zu finden) an die Hand. Und Sie erhalten zudem Empfehlungen für die Anwendung von Nahrungsergänzungsmitteln.

Oligomere Proanthocyanidine (OPCs) – Polyphenole für ein langes, gesundes Leben

Regelmäßig Rotwein zu genießen, das verlängert das Leben, so lautete Ende der 1970er Jahre das Fazit des sogenannten Französischen Paradox'. Franzosen zeigen ein um ein Drittel geringeres Risiko, an Herzinfarkt zu sterben, als die Amerikaner. Doch welche Gewohnheiten unterscheiden Franzosen von Amerikanern? Menschen, die in Frankreich leben, essen viel Gemüse, sind Genießer, vielleicht weniger hektisch, so meint man. Aber sie haben auch einen höheren Cholesterinspiegel, rauchen mehr und treiben weniger Sport. Das scheint zuerst einmal widersprüchlich. Der entscheidende Faktor für ihr längeres gesundes Leben könnte also im Rotwein liegen.

Das Französische Paradox wurde in einigen Studien untersucht und das Ergebnis war das folgende: In Ländern, in denen Rotwein am häufigsten konsumiert wird und in denen er zur „normalen Ernährung" gehört, ist die Sterblichkeitsrate infolge von koronaren Herzkrankheiten am niedrigsten. Rotwein senkt also die Sterblichkeitsrate. Seine Schutzwirkung liegt aber nicht im Alkohol begründet, sondern vielmehr eindeutig in den Polyphenolen des Rotweins, denn sie sind es, die roten Wein von anderen alkoholischen Getränken unterscheiden. (Im Weißwein z. B. sind deutlich weniger Polyphenole enthalten!)

Mit dem Rotwein nehmen wir tatsächlich regelmäßig eine Fülle von sekundären Pflanzenstoffen zu uns. Die Liste der in Rotwein vorkommenden Polyphenole ist lang: Es sind insgesamt 79 (!) verschiedene Polyphenole, von denen die mengenmäßig am meisten vorkommenden zur Gruppe der oligomeren Proanthocyanidine (OPCs) gehören. Die Forschung in puncto „OPCs" lässt sich bis in die 1930er-Jahre zurückverfolgen, doch spätestens seit dem großen Medienrummel um das Französische Paradox gibt es zu den Inhaltsstoffen von Rotwein (neben Resveratrol) insbesondere zu OPCs etliche Studien, deren Fazit ein und dasselbe ist: OPCs unterstützen ohne Frage die Gesundheit.

Doch der Schluss, dass der Genuss von einer halben Flasche Rotwein pro Tag Leben rettet, ist falsch. Vielmehr ist es so, dass Lebensmittel, die reich an OPC sind, der Gesundheit guttun (siehe Tabelle Seite 28 f.). Regelmäßig Rotwein zu trinken ist es somit auch, doch sollte die Suchtgefährdung nicht unterschätzt werden. OPCs finden sich in einer Vielzahl von frischen Obst- und Gemüsesorten.

Proanthocyanidine wie OPCs gehören zur Gruppe der Flavanole, die den Flavonoiden in der übergeordneten Gruppe der Polyphenole zuzuordnen ist. Die farblosen OPCs sind die meist untersuchtesten und kraftvollsten Polyphenole, da sie wasserlöslich sind und damit eine hohe Bioverfügbarkeit haben. Sie sind nicht wie Vitamin C synthetisch herstellbar.

Lebensmittel, die oligomere Proanthocyanidine (OPCs) enthalten

In 100 Millilitern Rotwein sind etwa 36 Milligramm OPCs enthalten, sodass ein 0,2-Liter-Glas Rotwein 72 Milligramm davon enthält – was in etwa der Menge entspricht, die ein frisch gepflückter Apfel enthält. OPCs sind in Früchten, Rinden, Blättern und Samen vieler Pflanzen enthalten. Knackfrisches Obst, Nüsse und frisch gemixte grüne Smoothies sind wie dunkle Rohkost-Schokolade hervorragende OPC-Spender. Da OPCs vor allem in den äußeren Pflanzenteilen – wie Rinden oder Schalen, aber auch in den Kernen und im Kerngehäuse – in größeren Mengen enthalten sind, sollten Sie Ihre Früchte in Bioqualität kaufen und mit Schale verzehren.

Tabelle: Durchschnittlicher OPC-Gehalt verschiedener Lebensmittel

(in Milligramm pro 100 Gramm Lebensmittel)

Lebensmittel	OPC-Gehalt	Lebensmittel	OPC-Gehalt
Kakaobohnen in Rohkost-qualität	4307,77	Erdbeeren, roh	38,3
Zimt, gemahlen	4117,12	Äpfel, Gala, roh, mit Schale	37,07
Kakaopulver, trocken, ungesüßt	867,56	Walnüsse, roh	34,89
Traubenkerne, roh	202,11	Heidelbeeren, roh	29,43
Schokolade, dunkel	139,40	Rotwein (Tafelwein)	28,99
Cranberrys, roh	115,13	Himbeeren, roh	20,26
Haselnüsse (mit Schale)	93,79	Trauben, grün, roh	12,56
Schokolade, Milch-	78,47	Traubensaft, rot	12,45
Mandeln, roh	58,31	Kirschen, süß, roh	12,15
Traubenschale, roh	47,97	Birne, rot, roh, mit Schale	11,57
Heidelbeeren, wild, roh	41,00	Birne, grün, roh, mit Schale	10,75

Lebensmittel	OPC-Gehalt	Lebensmittel	OPC-Gehalt
Apfelsaft, ungesüßt	7,16	Weißwein (Tafelwein)	0,22
Trauben, rot, Fruchtfleisch, roh	7,08	Cashewkerne, roh	–
Avocado, roh, kalifornische	5,99	Kaffee, gemahlen	–
Bananen, roh	3,24	Möhren, roh	–
Bier	1,40	Weizenmehl, Vollkorn	–

(Aus der Liste des Landwirtschaftsministeriums der USA [USDA] vom August 2004; Durchschnittswert des OPC-Gehalts von in zwei verschiedenen Jahreszeiten frisch eingekauften Lebensmittel)

Der bekannten EPIC-Studie aus dem Jahr 2015 zufolge sind Äpfel, Birnen und Kakao-Produkte die meist verwendeten OPC-Quellen der Europäer. Wir nehmen täglich durchschnittlich 35 Milligramm OPC über diese Lebensmittel auf. US-Amerikaner (Kinder ab 2 Jahren eingeschlossen) nehmen nach einer anderen Studie (2014 veröffentlicht) etwa 23 Milligramm OPCs am Tag hauptsächlich über Äpfel, Schokolade und Trauben zu sich. Diese Durchschnittswerte sagen jedoch nichts über Ihr persönliches Ernährungsverhalten aus: Ihr OPC-Verzehr könnte weit darüber oder darunter liegen.

Gesundheitsfördernde Wirkungen

Antioxidative Wirkung: Oligomere Proanthocyanidine schützen vor oxidativen Schäden, die u. a. durch Umwelteinflüsse verursacht werden und unser Erbgut, die DNA, und die Fähigkeit unserer Zellen, sich zu erholen und zu erneuern, betreffen. OPCs wirken so kraftvoll, dass sie solche Zellschäden verhindern können.

Förderung der Gefäßgesundheit: OPCs halten unsere Gefäße und damit unseren Körper gesund! Mit dem Blut werden alle lebenswichtigen Nährstoffe sowie Sauerstoff zu den Zellen transportiert und Stoffwechselabbauprodukte (auch: Kohlendioxid) abtransportiert, damit sie ausgeschieden werden können. Ein gesunder Blutfluss garantiert also optimal funktionierende Organe. OPC-reiche Lebensmittel und Bewegung an der frischen Luft helfen uns, vital zu bleiben. OPCs helfen sogar, sauerstoff- und nährstoffreiches Blut zum Gehirn zu transportieren. Außerdem schützen gesunde Gefäße auch vor „schweren" Beinen, Krampfadern, Ödemen und Cellulitis.

Schutz vor Herz-Kreislauf-Erkrankungen: OPCs helfen, Plaque in den Blutgefäßen aufzulösen, die zu Arterienverhärtung (*Arteriosklerose*) führen kann. Sie schützen auch die feinen Gewebe unserer Blutgefäße (Gefäßwände) vor Erhärten. Verhärtungen der Arterien können zu Herz- oder Hirninfarkten führen. Der Verzehr von OPC-reichen Lebensmitteln wie etwa Weintrauben (mit Kernen) oder Weintraubenprodukten wie Rotwein kann auch helfen, chronischen degenerativen Erkrankungen wie etwa Herz-Kreislauf-Krankheiten vorzubeugen.

Lebensverlängernde Wirkung: Eine Studie an Mäusen aus dem Jahre 2014 ergab, dass der Verzehr von (aus Kakifrüchten isolierten) OPCs das Leben der Tiere um 50 Prozent verlängerte. *Allerdings galt nicht:* Je mehr OPCs, desto länger das Leben. Interessant an dieser Studie ist zudem, dass allein Fasten bzw. eine geringere Nahrungszufuhr die Lebensdauer der Mäuse verdoppelte. Studien an Zellgeweben belegen, dass antioxidative Aktivitäten mit einer Verzögerung des Alterungsprozesses und einer Verlängerung der Lebensdauer verbunden sind. Die antioxidativen Effekte des Zellschutzes stehen in unmittelbarem Zusammenhang mit dem Alterungsprozess, denn Altern geschieht durch mangelnde oder verlangsamte Zellerholung und Zellneubildung. Auch Untersuchungen an Menschen zeigen einen direkten Zusammenhang zwischen der Sterblichkeitsrate und dem Verzehr OPC-reicher Lebensmittel. Bei Erwachsenen in Europa und in den USA sanken die Sterblichkeitsraten durch koronare Herzerkrankungen mit einer flavanolreichen Ernährung deutlich, insbesondere durch OPCs sowie einige andere Flavonoide oder Flavonoid-Mischungen in der Ernährung.

Förderung der Hautgesundheit: Kollagen ist Bestandteil des Bindegewebes der Haut sowie von Knochen und Sehnen. Vitamin C und OPC arbeiten zusammen und halten das Kollagen in der Haut und in anderen Geweben gesund: Vitamin C ermöglicht die Kollagenbildung und sorgt dafür, dass das Gewebe die Flexibilität besitzt, die es braucht. OPC wiederum bindet sich an Kollagen und erhält dessen Elastizität und Stärke. Studien an Meerschweinchen haben gezeigt, dass OPCs auch dafür sorgen, dass Vitamin C länger im Körper bleibt. Die Mechanismen, die hier eine Rolle spielen, sind allerdings noch weitgehend unerforscht.

Hautschützende Effekte bei sonnenbedingten Schäden: OPCs schützen die Haut indirekt vor den negativen Auswirkungen der Sonneneinstrahlung. „Indirekt" deshalb, weil sie nicht wie ein Sonnenschutzmittel mit Lichtschutzfaktor wirken. Vielmehr wirken diese Stoffe gegen freie Radikale, die durch UV-Strahlung entstehen und die Hautrötungen verursachen. Eine Studie, in der 21 Probanden täglich 4 Wochen lang 1,1 Milligramm OPCs (aus Pinienrindenextrakt) pro Kilogramm Körpergewicht verabreicht wurden, wurde im Jahr 2001 durchgeführt. Ihre Haut wurde in dieser Zeit starker UV-Strahlung ausgesetzt und gleichzeitig wurde die UV-Sensitivität, die durch minimale Hautrötungen erkennbar war, vor und nach der 4-wöchigen OPC-Behandlung gemessen. Die UV-Strahlungsintensität, die benötigt wurde, um minimale Hautrötungen hervorzubringen, erhöhte sich bei den Probanden, die OPCs einnahmen, deutlich – abhängig von der OPC-Dosis.

Meiner Erfahrung nach helfen bei leichtem Sonnenbrand hochwertige OPC-Nahrungsergänzungsmittel bei der Regeneration der Haut und lassen die Rötung schneller abklingen. Weitere Studien zeigen, dass die Anwendung einer OPC-haltigen Creme allein die Hautrötungen durch Sonneneinstrahlung um bis zu 34 Prozent minderte. Eine Creme mit nur 0,5 Prozent OPCs mit einer gleichzeitigen Einnahme von täglich 100 Milligramm OPCs in Form eines hochwertigen Nahrungsergänzungsmittels wirkt bei diesen Hautrötungen am effektivsten.

Sport: Es gibt eine ganze Reihe von Studien, die die Vorteile von Antioxidantien aus sekundären Pflanzenstoffen während des Trainings zur Verringerung von oxidativem Stress (siehe Info-Kasten Seite 14 f.) und Alterung belegen. Polyphenole (und damit auch OPCs) sowie andere antioxidativ wirkende sekundäre Pflanzenstoffe schützen hier als Fänger freier Radikale vor DNA-Schäden durch sportbedingten oxidativen Stress, verbessern die Leistungsfähigkeit sowie die Erholung und mindern das Schmerzempfinden während der Erholungsphasen. Allerdings gibt es keine ausreichenden Beweise für die Schlussfolgerung, dass eine

Polyphenol-Supplementierung die Ausdauerleistung verbessern kann. Unklar ist, ob Antioxidantien unterschiedlichen Ursprungs gleichermaßen wirken.

Zudem ergaben manche Studien, dass die antioxidativen Wirkungen von Vitamin C und E im Hinblick auf „positive gesundheitliche Effekte von Sport“ (wie erhöhte Insulinsensitivität und Typ-2-Diabetes-Prävention) eher hinderlich sein könnten. Nicht alle Antioxidantien haben hier also dieselben Wirkungen auf den Stoffwechsel. Eine einheitliche Empfehlung für einen erhöhten Verzehr von Antioxidantien ist im Kontext von Sport schwer möglich, wobei tendenziell antioxidativ wirkende sekundäre Pflanzenstoffe wie OPCs zumindest in Bezug auf Leistungsfähigkeit und Erholung förderlicher sind als Vitamin C und E.

Praktische Hinweise

OPCs in Lebensmitteln nehmen mit Lagerung und Verarbeitung ab. Werden Äpfel über mehrere Monate gelagert, belaufen sich diese Verluste auf etwa 50 Prozent. Bei kürzeren Lagerzeiten – von bis zu 30 Tagen – können sich die Mengen an sekundären Pflanzenstoffen allgemein in verschiedenen Früchten allerdings teilweise sogar erhöhen! Obst und Gemüse verzehren Sie am besten in Bioqualität, reif, erntefrisch und ungeschält sowie als Ganzes, d. h., rote Trauben essen Sie mit Kernen und kauen diese gut.

Leider ist die Bioverfügbarkeit von OPCs trotz seiner Wasserlöslichkeit nicht immer ideal. Am besten nehmen Sie OPCs nicht mit Eiweiß zu sich, denn dann bindet es sich an das Eiweiß aus der Nahrung und wird einfach wieder ausgeschieden, ohne dass es Ihren Zellen zugutekommt. Zudem kann Eiweiß durch gleichzeitige Aufnahmen von OPCs schlechter verwertet werden. Verspeisen Sie OPC-reiche Früchte etwa mit Quark, dann hemmt der Quark die Bioverfügbarkeit des in den Früchten enthaltenen OPCs. Zwischen dem Verzehr des eiweißarmen und OPC-reichen Obstsalats und dem des eiweißreichen Quarks sollte also ½ Stunde Zeit vergangen sein. Bei Schokolade greifen Sie zur Sorte „Zartbitter“, am besten in Rohkostqualität. Grüne Smoothies – Smoothies aus Obst und grünem Blattgemüse – besitzen eine optimale OPC-Bioverfügbarkeit, denn in den grünen Blattgemüsen und den Obstschalen sitzt das OPC und die Zellwände werden beim Pürieren im Hochleistungsmixer optimal aufgebrochen, sodass die ganze Fülle der enthaltenen Stoffe für Ihren Körper verfügbar wird. Wählen Sie OPC-reiche Früchte (siehe Tabelle Seite 28 f.) für Ihren Smoothie, den Sie am besten sofort nach dem Zubereiten genießen!

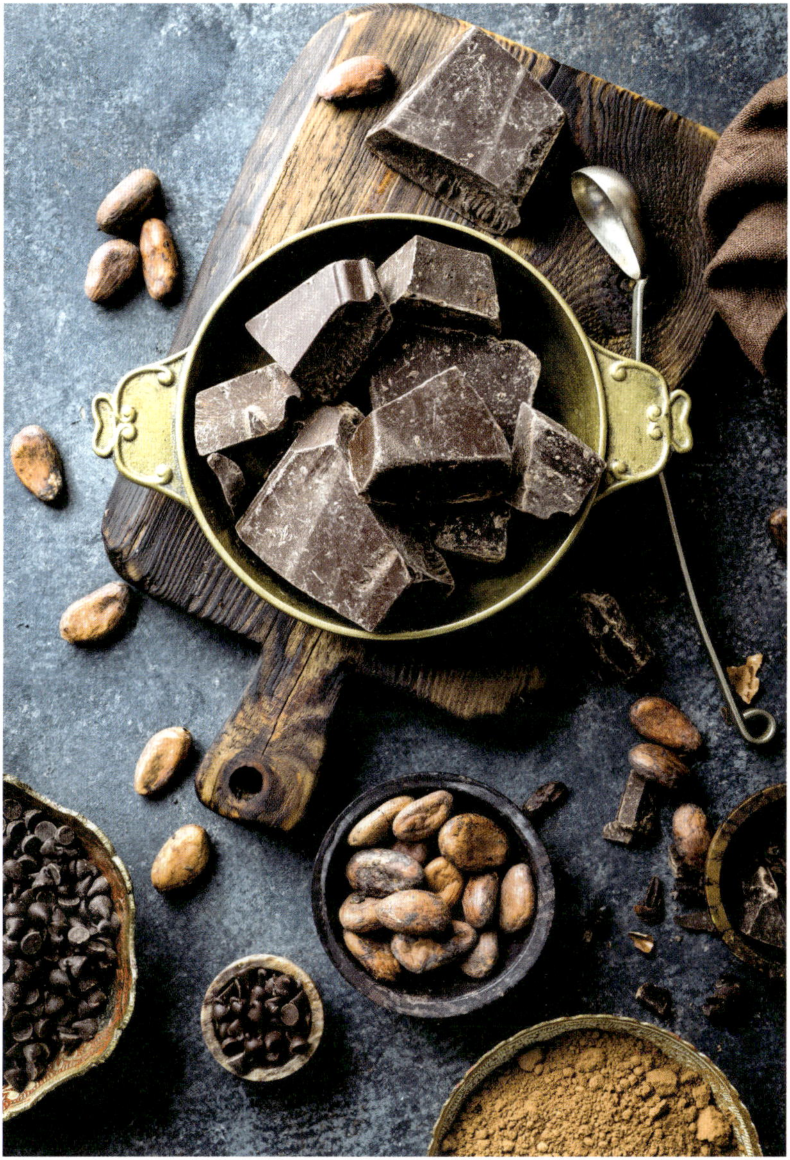

„Hallo, wach?!"-Smoothie

Eine OPC-Bombe, die Sie topfit in den Tag entlässt.

Für 1 Portion (1 großes Glas)

1 Handvoll rote Weintrauben mit Kernen
1 gehäufter EL Kakaonibs in Rohkostqualität
1 gehäufter TL Pinienkerne
2 gehäufte EL tiefgefrorene Blaubeeren
200 ml Orangensaft

Alle Zutaten im Mixer cremig pürieren und den Smoothie gleich genießen.

Tipp: Schmeckt auch mit 1 Schuss Kokosmilch und 1 gehäuften Teelöffel Chiasamen herrlich.

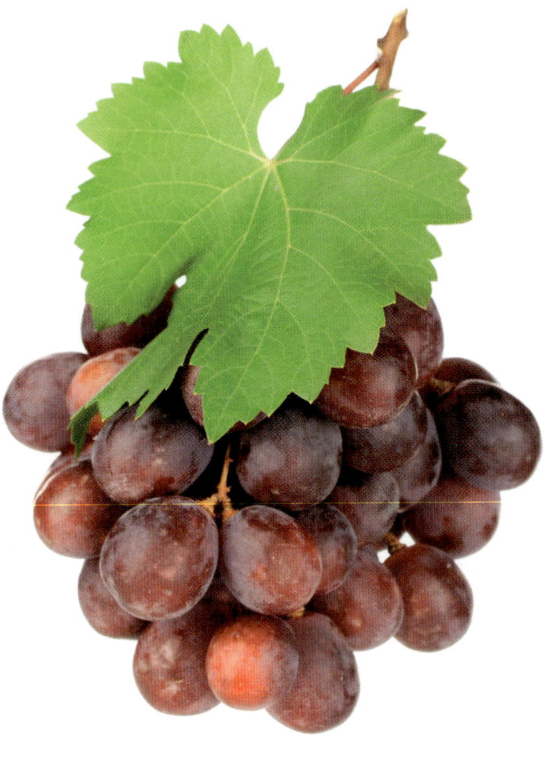

Chokopelli-Supersmoothie

Ein leckerer Smoothie für die ganze Familie. Er ist reich an OPCs und Hunderten anderen wertvollen Phytonährstoffen.

Für 4 Portionen

1 Handvoll Kakaonibs in Rohkostqualität
1 Handvoll getrocknete Gojibeeren
½ Handvoll Cashewkerne
½ Handvoll Paranüsse
1 gehäufter EL getrocknete Maulbeeren
1 gestrichener TL Lucuma-Pulver
1 gestrichener TL Maca-Pulver
2 Bananen, in etwa 1 cm dicken Scheiben eingefroren
500 ml Hafermilch
2 EL frische oder tiefgefrorene Blaubeeren zum Anrichten

Alle Zutaten im Hochleistungsmixer cremig pürieren und den Smoothie auf die Gläser verteilen.
Servieren Als Topping jeweils ein paar Blaubeeren daraufgeben.

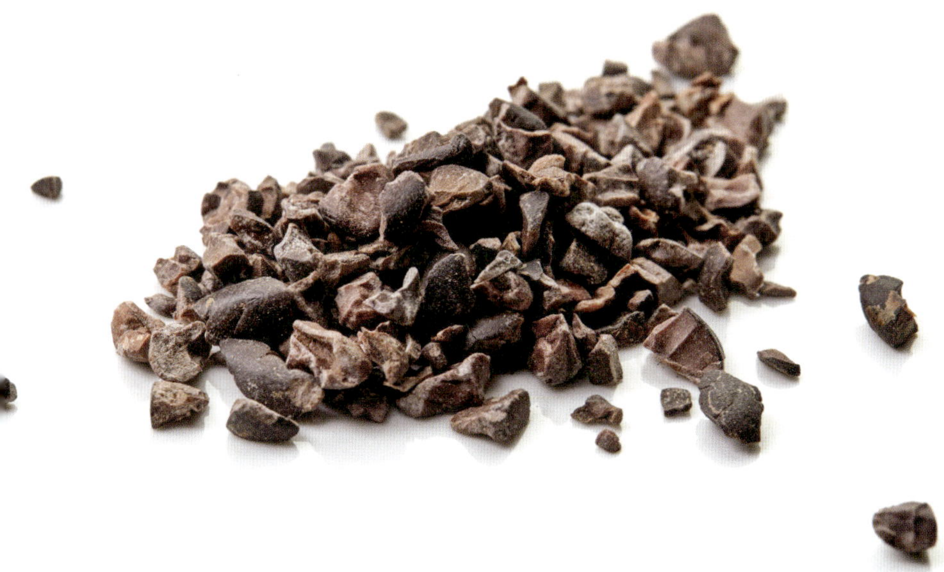

Sexy Müsli

Für ein liebevolles, OPC-reiches Frühstück zu zweit, das nicht nur Sie beide, sondern auch Ihre Liebe jung hält. Die gefäßschützenden Eigenschaften der Polyphenole unterstützen den Blutfluss und schützen die Haut.

Für 2 Portionen (in Sektgläsern)

14 rote Weintrauben mit Kernen
100 ml Wasser
4 EL Amaranth-Pops
3 EL Kokosjoghurt
1 TL Honig (wahlweise)
1 gehäufter TL Kakaonibs in Rohkostqualität

4 Weintrauben halbieren und diese auf 2 Sektgläser verteilen.

Die restlichen 10 Trauben mit dem Wasser im Hochleistungsmixer cremig pürieren. Das flüssige Püree über die halbierten Trauben in die Gläser geben.

Den gepufften Amaranth mit dem Kokos-Joghurt und dem Honig in einer Schüssel vermengen und die Masse vorsichtig auf die pürierten Trauben gießen.

Das Müsli mit Kakaonibs bestreut mit dem/der Liebsten genießen.

Tipps: Vermengen Sie 1 gestrichenen Teelöffel Zimt oder 1 gehäuften Teelöffel schwach entöltes Kakaopulver (am besten in Rohkostqualität) mit der Amaranth-Joghurt-Masse, das schmeckt ebenfalls herrlich!

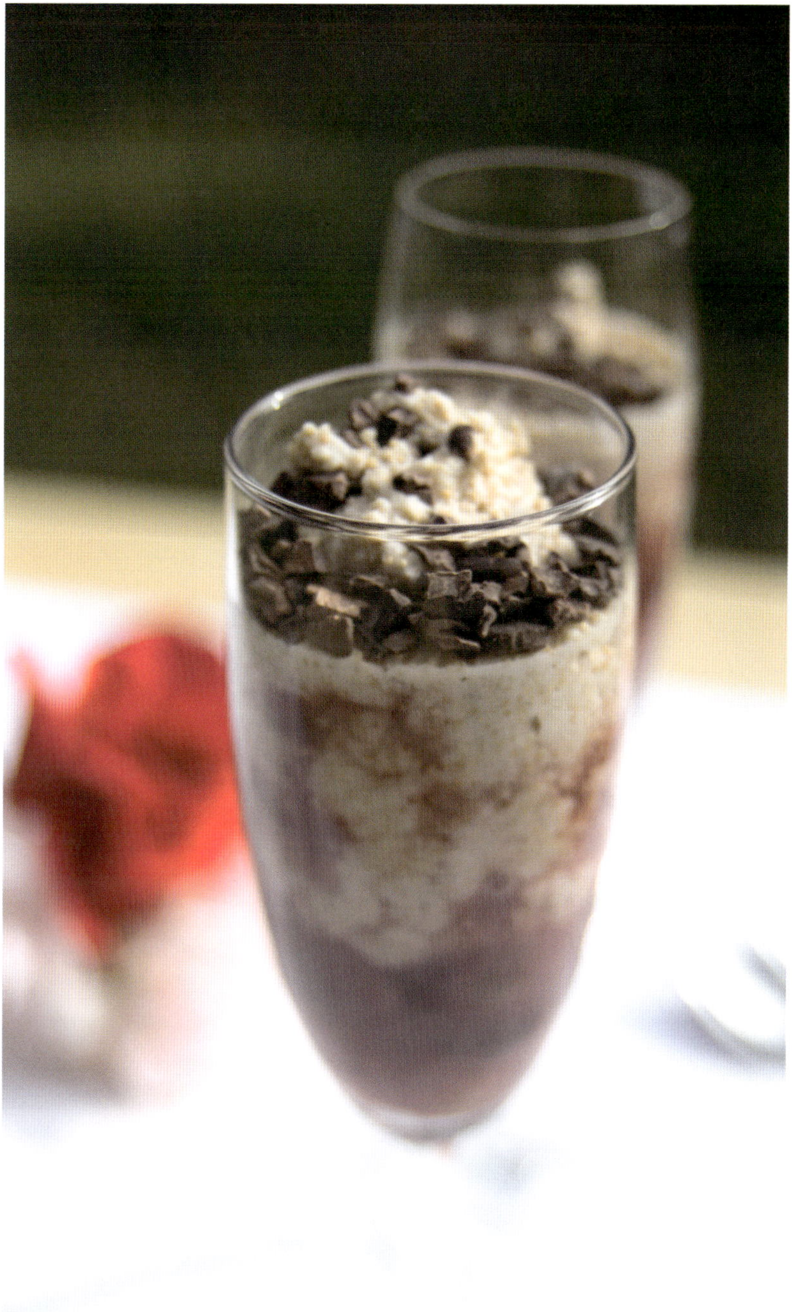

Energiebällchen plus

Fantastisch geeignet als gesunder Snack für zwischendurch in der Schule, im Büro und zu Hause zum Tee – mit einer Extraportion sekundäre Pflanzenstoffe, Mineralstoffe, Spurenelemente, Vitamine und Ballaststoffe.

Für etwa 20 Bällchen (ca. 200 Gramm Grundmasse)

1 Handvoll Cashewkerne (25 g)
1 Handvoll Haselnüsse (25 g)
1 Handvoll Walnüsse (25 g)
1 Handvoll getrocknete Cranberrys (35 g)
1 Handvoll Datteln (20 g)
1 Handvoll getrocknete Aprikosen (15 g)
1 Handvoll getrocknete Pfirsiche (10 g)
1 Handvoll getrocknete Birnen (10 g)
1 Handvoll getrocknete Apfelringe (15 g)
1 Handvoll getrocknete Pflaumen (10 g)
1 EL Agavendicksaft

Nüsse und Trockenfrüchte eine Sorte nach der anderen im Mixer oder in der Küchenmaschine (mit möglichst kleinem Behälter) stückig zerkleinern, dann in eine Schüssel geben. Zum Schluss den Agavendicksaft darüberträufeln und alles gut mit den Händen verkneten. Anschließend etwa 20 kleine Bällchen aus der Masse formen.

Tipps: Verkneten Sie die Hälfte der Grundmasse (100 Gramm) mit 5 Gramm Kakaopulver in Rohkostqualität. Formen Sie daraus 10 Kakao-Energiebällchen und wälzen Sie diese in 15 Gramm Kakaonibs (die reich sind an OPCs und anderen Polyphenolen).

Aus den restlichen 100 Gramm Grundmasse formen Sie weitere 10 Bällchen. Diese wälzen Sie anschließend in 15 Gramm Chiasamen oder 5 bis 10 Gramm Matcha (Grünteepulver; für ein Plus an Epigallocatechingallaten, EGCGs; siehe Seite 40 ff.).

Sie können auch ½ Teelöffel Kurkuma- (für Curcuminoide; siehe Seite 93 ff.), ½ Teelöffel Ingwerpulver (für Gingerole; siehe Seite 104 ff.) oder ½ Teelöffel Chlorella-Pulver (mit viel Chlorophyll; siehe Seite 64 ff.) unter die 200 Gramm Grundmasse mischen.

Die Bällchen sind in einem geschlossenen Gefäß im Kühlschrank 14 Tage haltbar. Die Matcha-Bällchen allerdings nur 4 Tage.

Achtung! Matcha und Kakaonibs sind etwas bitter und enthalten Koffein. Diese Energiebällchen sind für Kinder also nicht geeignet.

OPC-haltige Nahrungsergänzungsmittel (NEM)

OPCs für NEM werden meist aus Traubenkernen und/oder Kiefernrinde (der Sorte *Pinus maritima*) gewonnen. Besonders auf dem französischen Markt gibt es einige Arzneimittel, die OPCs enthalten. Gegen Gefäßschwäche werden dort seit 1950 häufig OPC-haltige Arzneien verschrieben. Das enthaltene patentierte OPC-Extrakt nennt sich „Masqueliers OPC“ und seine Wirksamkeit wurde mehrfach streng geprüft und für gut befunden. Solche OPC-haltigen Produkte sind auch in Deutschland erhältlich. Es gibt zudem eine ganze Reihe anderer Produkte unterschiedlicher Hersteller (die das OPC ohne patentiertes Verfahren extrahieren), doch ob diese allerdings auch antioxidativ und entsprechend effektiv wirken, ist nicht immer belegt.

Und nicht zu vergessen: Es gib ja auch noch Traubenkernextrakt, das reichlich OPCs enthalten soll, doch das ist nicht dasselbe wie ein patentiertes OPC-Produkt. Kaufen Sie keine Traubenkernextrakte oder anderen Nahrungsergänzungsmittel, auf deren Verpackung ein Hinweis zu lesen ist, dass der OPC-Gehalt aufgrund der „Bate-Smith-Reaktion“ nachgewiesen sei. Hier wird nämlich keine Aussage zum Gehalt an OPCs getroffen, sondern nur zum Gehalt an Proanthocyanidinen insgesamt, und nicht alle Proanthocyanidine sind OPCs oder haben diesselbe Wirkung. Auch Traubenkernmehle sind leider keine gute Quelle für OPCs, da sie meist unter intensiver Hitzeeinwirkung produziert werden und die OPCs dadurch weitestgehend zerstört werden.

Epigallocatechingallate (EGCGs) – Die heilende Kraft des Grüntees

Diese Stoffe gehören zur Untergruppe der Flavonoide und sind hauptsächlich in grünem Tee enthalten. Siddhartha Gautama, der „Buddha" (6. Jh. v. Chr.), soll einer indischen Legende nach der erste Mensch gewesen sein, der den grünen Tee zu sich genommen hat. In China erzählt man sich, dass die Entdeckung des Tees auf die Zeit des Kaisers Shen Nong (etwa 2500 v. Chr.) zurückgehe. Er habe Wasser abkochen lassen, um es zu reinigen, und gesehen, wie der Wind einige Blätter eines Kamelienstrauches (*Camellia sinensis*) zufällig in das heiße Wasser geweht habe. Überrascht von der Farbe und dem aufsteigenden Duft, habe der Ehrwürdige Kaiser das Gebräu probiert ... und damit ein Getränk entdeckt, das zu seinem wunderbaren Aroma viele gesundheitliche Vorzüge hat.

Historiker allerdings sagen, dass dieser Tee erst später bekannt wurde. Zum Alltagsgetränk avancierte der Tee in der Tang-Dynastie (618–907 n. Chr.), und zwar sowohl als anregendes Genussmittel als auch seiner Heilwirkungen wegen. Heutzutage wird dem grünen Tee aufgrund seiner höheren Konzentration von Catechinen – hier besonders der EGCGs – eine noch umfangreichere Wirkung auf die Gesundheit zugesprochen als dem schwarzen Tee. Beide stammen von derselben Pflanze. Für schwarzen Tee werden die Blätter gerollt und zerkleinert; es kommt zur Fermentation, die dem Schwarztee seine dunkle Farbe und seinen speziellen Geschmack gibt. Bei diesem Prozess werden jedoch leider Polyphenole abgebaut.

In der Zeit von 2013 bis 2016 trank nur jeder zweite Deutsche grünen Tee. 1 von 25 Deutschen trinkt ihn mehrmals pro Woche und nur 1 von 80 täglich. EGCGs wurden in deutschen Medien in letzter Zeit durch Matcha-Getränke bekannter, wobei das japanische Wort *matcha* „gemahlener Tee" bedeutet: Es handelt sich also um einen zu feinstem Pulver vermahlenen Grüntee, wie er etwa in der japanischen Teezeremonie verwendet wird. Er hat ein intensives Grün und schmeckt lieblich-süßlich, in späteren Pflückungen leicht herb. Er ist neben EGCGs und anderen Catechinen auch reich an Carotinoiden, Chlorophyll und den Vitaminen A, B, C und E.

Lebensmittel, die Epigallocatechingallate (EGCGs) enthalten

EGCGs sind in unseren Lebensmitteln nicht so reich vertreten wie etwa OPCs. Die Schale von Äpfeln (insbesondere polyphenolhaltigen alten Sorten) enthalten zwar viele unterschiedliche Flavonoide, aber nur Spuren von EGCGs. Doch in signifikanter Menge finden wir sie in grünem Tee. Hauptbestandteile von grünem Tee sind Catechine, die 30 bis 42 Prozent des Trockengewichtes ausmachen. EGCGs haben hier einen Anteil von 50 bis 80 Prozent – das entspricht etwa einem Drittel der Trockenmasse des grünen Tees! In japanischen Sorten wie Matcha, Gyokuro und Sencha kommen EGCGs in größeren Mengen vor als in den chinesischen Grünteesorten, dann in absteigender Reihenfolge des EGCG-Gehalts: in manchen Nusssorten (insbesondere Pecannüssen und Haselnüssen), schwarzem Tee (nur in sehr geringen Mengen) und Oolong-Tee.

Obst (insbesondere Beeren, Weintrauben und Äpfel), Kakao (dunkle Schokolade, dunkles Kakaopulver) und Rotwein enthalten eine hohe Menge einer Mischung vieler verschiedener Catechine und anderer wertvoller Polyphenole, wobei der EGCG-Gehalt allein eher gering ist.

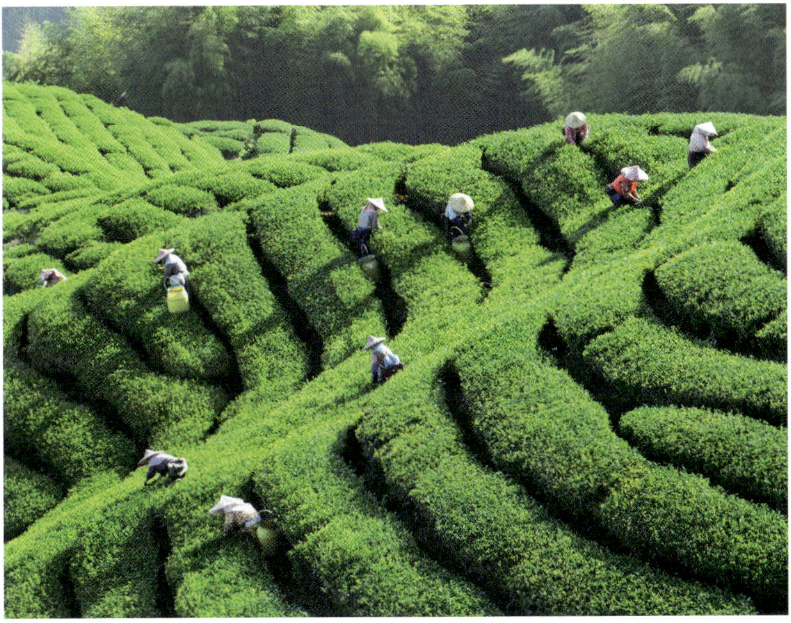

Tabelle: Durchschnittlicher EGCG-Gehalt ausgewählter pflanzlicher Lebensmittel
(in Milligramm pro 100 Gramm Lebensmittel)

Lebensmittel	EGCG-Gehalt
grüner Tee (ganze Blätter, nicht zubereitet)	7116–7380
weißer Tee Blätter (ganze Blätter, nicht zubereitet)	4245
Oolong-Tee (ganze Blätter, nicht zubereitet)	3413
schwarzer Tee (ganze Blätter, nicht zubereitet)	1122
Früchtetee (nicht zubereitet)	415
Pu-Erh-Tee (mit heißem Wasser zubereitet)	68 (pro 100 ml)
grüner Tee* (mit heißem Wasser zubereitet)	64–77,8 (pro 100 ml)
weißer Tee (mit heißem Wasser zubereitet)	42 (pro 100 ml)
Oolong Tee (mit heißem Wasser zubereitet)	34,5 (pro 100 ml)
schwarzer Tee (mit heißem Wasser zubereitet)	9,3 (pro 100 ml)
Früchtetee (mit heißem Wasser zubereitet)	4,5 (pro 100 ml)
Pecannüsse mit Schale	2,3
Haselnüsse mit Schale	1
Kaffee	–

* Instant-Grüntee-Getränkepulver enthalten in zubereiteter Form kaum EGCG.
(Aus den Listen des Landwirtschaftsministeriums der USA [USDA]; Veröffentlichung Januar 2007 und Dezember 2013)

Gesundheitsfördernde Wirkungen

Antioxidative Wirkung: Neben all den positiven Wirkungen ist wohl die wichtigste und meist unterschätzte Wirkung von Polyphenolen allgemein, dass sie die Zellen vor Angriffen freier Radikale und somit vor Zellschädigungen (siehe Info-Kasten Seite 14 f.) schützen. Ihre antioxidative Wirksamkeit ist weitaus größer als jene anderer klassischer Antioxidantien wie etwa die von Vitamin C oder Vitamin E. Bei den sekundären Pflanzenstoffen zeigten neben OPCs und Quercetin die EGCGs die höchste antioxidative Aktivität.

Schutz vor Herz-Kreislauf-Erkrankungen: Die Ergebnisse verschiedener Metaanalysen asiatischer Wissenschaftler aus den Jahren 2014 und 2016 zeigen, dass ab 3 Tassen (etwa 750 Millilitern) Grüntee pro Tag mit einem reduzierten Risiko von Herz-Kreislauf-Erkrankungen und deren Folgeerscheinungen (auch der Sterblichkeitsrate) einhergeht. Der langfristige Genuss von grünem Tee kann auch zu einer Senkung des Blutdrucks führen.

Krebsvorbeugende und -hemmende Effekte: EGCGs besitzen Eigenschaften, die die Zellwucherung und die Metastasenbildung bei Östrogen-beeinflussten Krebsarten wie *Endometriumkarzinom* unterbinden. Sie können sogar den Zelltod von Krebszellen anregen, die Metastasenbildung von Brustkrebs unterdrücken und dessen Zellwucherung hemmen. In Bezug auf Prostatakrebs kam eine Anfang 2017 durchgeführte Metaanalyse zu dem Ergebnis, dass sich das Risiko einer solchen Erkrankung in Abhängigkeit des erhöhten Genusses von grünem Tee verringerte. In weiteren Studien, die nicht in diese Metaanalyse einbezogen worden waren, hat sich erwiesen, dass EGCGs Prostatakrebszellen absterben lassen. Weitere krebshemmende Wirkungen von EGCGs bei Blasen-, Dickdarm- und Lungenkrebs werden nach wie vor intensiv untersucht.

Praktische Hinweise

Epigallocatechingallate und viele der anderen Catechine sind hitzeresistent, insbesondere bei so kurzer Hitzeeinwirkung, wie sie bei der Zubereitung von Tee entsteht. Von daher könnte man den grünen Tee bedenkenlos mit kochendem Wasser aufbrühen. Erst wenn man ihn 30 Minuten lang in Wasser kocht, führt das zu einer 12,4-prozentigen Reduktion der EGCG-Gesamtmenge. Dennoch ist es üblich, hochwertigen grünen Tee nicht mit kochendem Wasser zu übergießen, da einige Aromen sonst verloren gehen und er zu bitter wird. Japanische Grünteesorten und Matcha (Grünteepulver) enthalten weitaus mehr EGCGs. Da Sie bei Matcha das gesamte Trockengewicht des grünen Tee zu sich nehmen (Der Tee wird nicht durch ein Sieb gegeben!), entspricht das bei einer 250-Milliliter-Schale Tee und 33 Prozent Polyphenol-Anteil (davon

80 Prozent ECGCs) etwa 0,5 Gramm EGCGs. Schon 2 solche Schalen Matcha-Tee pro Tag entsprechen den Empfehlungen zur Krebsvorbeugung von Dr. Dwight McKee.

EGCGs und andere Catechine aus grünem wie schwarzem Tee sollten Sie *nicht* mit Milch und Pflanzendrinks wie Soja- und Haferdrink zu sich nehmen, denn Milchprotein (Kasein) sowie Sojaprotein reduzieren die Bioverfügbarkeit der Catechine stark. Haferdrink enthält ebenfalls Proteine, wenn auch deutlich weniger als Milch und Sojadrink. Und: Bitte kaufen Sie grünen Tee in Bioqualität und verwenden Sie keine Teebeutel, denn loser Tee ist meist von höherer Qualität.

Info

Wie Sie grünen Tee und Matcha richtig zubereiten

Übergießen Sie **grünen Tee** mit 70 bis 80 °C heißem Wasser und lassen ihn 8 bis 10 Minuten ziehen, damit so viele der wertvollen Inhaltsstoffe wie möglich ins Teewasser übergehen. Nach 10 Minuten finden sich etwa 80 Prozent mehr Catechine im Teewasser als bei einer Ziehzeit von 5 Minuten. 1 Tasse (250 Milliliter) aufgebrühter grüner Tee enthält 200 bis 300 Milligramm EGCGs, je nach Teesorte (siehe Tabelle Seite 42) und Ziehzeit. Für die krebsvorbeugenden Wirkungen empfehlen Fachärzte der Onkologie wie Dr. Dwight McKee (u. a.) im Buch *After Cancer Care*, täglich 1 Gramm EGCGs und andere gemischte Catechine zu sich zu nehmen. Das entspricht einer Menge von etwa 3 bis 5 Tassen bzw. etwa 1 Liter grünem Tee.

Für ein **Matcha**-Getränk verwenden Sie in der Regel – je nach Geschmack und Bitterkeit – 1 gehäuften Teelöffel Pulver (etwa 2 Gramm), das Sie in eine Teeschale sieben. Übergießen Sie es mit etwa 1 bis 2 Esslöffeln von 250 Millilitern 70 bis 80 °C heißem Wasser, und rühren Sie den Matcha mit dem Bambusbesen (*Chasen*) locker (am besten in W-Form) aus dem Handgelenk, bis das dickflüssige Gemisch cremig ist. Jetzt geben Sie das restliche Wasser hinzu und rühren weiter, sodass sich ein Schaum auf der Oberfläche bildet. Genießen Sie das Getränk achtsam und in Ruhe.

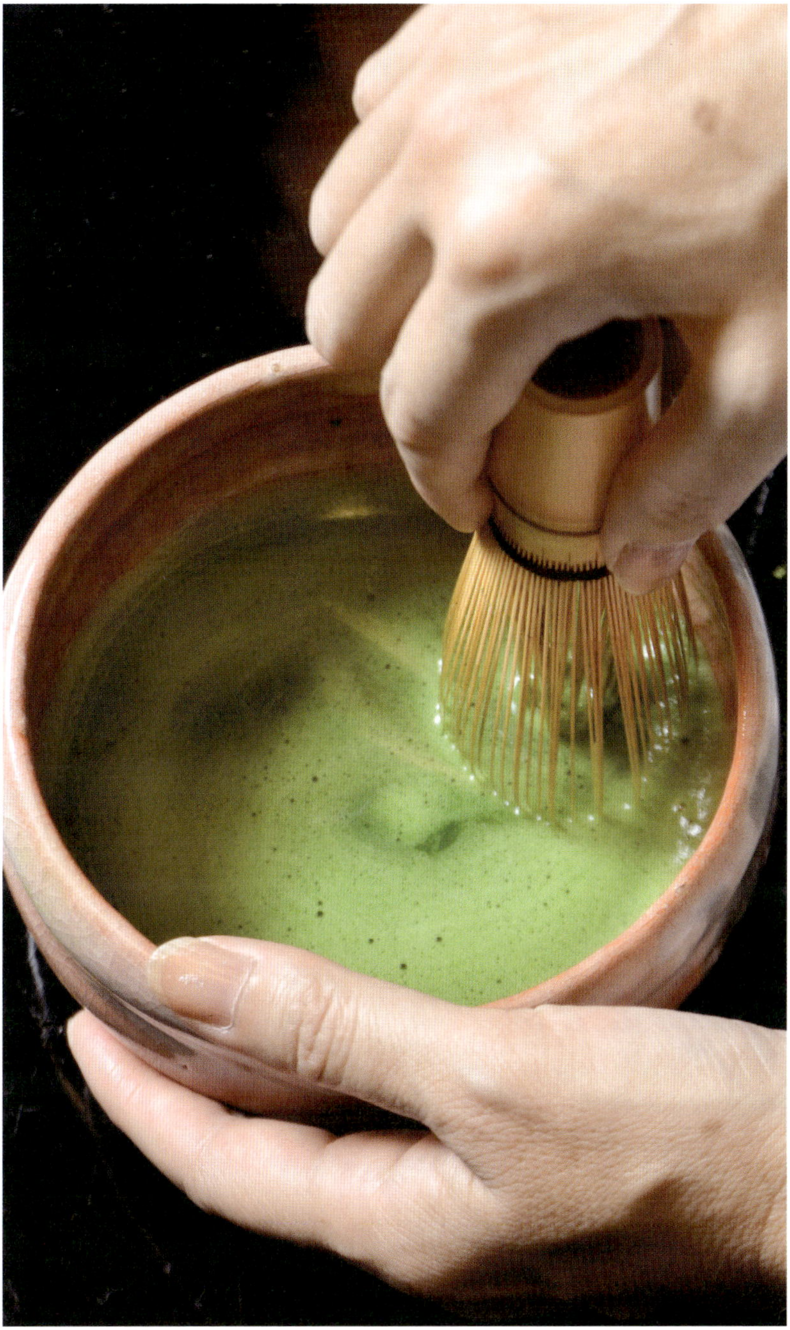

Kalter Kokos-Matcha

Genießen Sie Matcha als Wachmacher in Verbindung mit der tropischen Frische der Kokosnuss. Eine geballte Ladung EGCGs in bester Bioverfügbarkeit!

Für 1 großes Glas

200 ml Kokoswasser
1 gestrichener TL Matcha (Grünteepulver)
2–3 Eiswürfel

Das Kokoswasser mit dem Matcha im Mixer verquirlen. Anschließend die Eiswürfel dazugeben und zuerst kurz mixen, dann noch einmal etwa 5 Sekunden auf höchster Stufe verquirlen, damit sich Schaum bildet.

Den kalten Drink sofort genießen.

Sencha-Eistee

Dieser fruchtige Eistee versorgt Sie mit sekundären Pflanzenstoffen und ist dabei hundertmal leckerer und gesünder als gekaufter Eistee. Was für eine wunderbare Erfrischung!

Für 1 Liter Tee

1 gehäufter EL Sencha (lose Blätter des grünen Tees)
1 l Wasser
1 gestrichener EL Rohrohrzucker
Saft von ½ Zitrone
3 gehäufte EL gefrorene Blaubeeren

Den Sencha mit 70 °C heißem Wasser übergießen und etwa 30 Minuten in der offenen Kanne ziehen lassen. Das Ganze durch ein Sieb abgießen. Zucker, Zitronensaft und Blaubeeren unterrühren.

Der Tee ist im Kühlschrank in einer verschlossenen Karaffe 10 Tage haltbar.

Tipp: Den Eistee können Sie nach Belieben mit Eiswürfeln genießen.

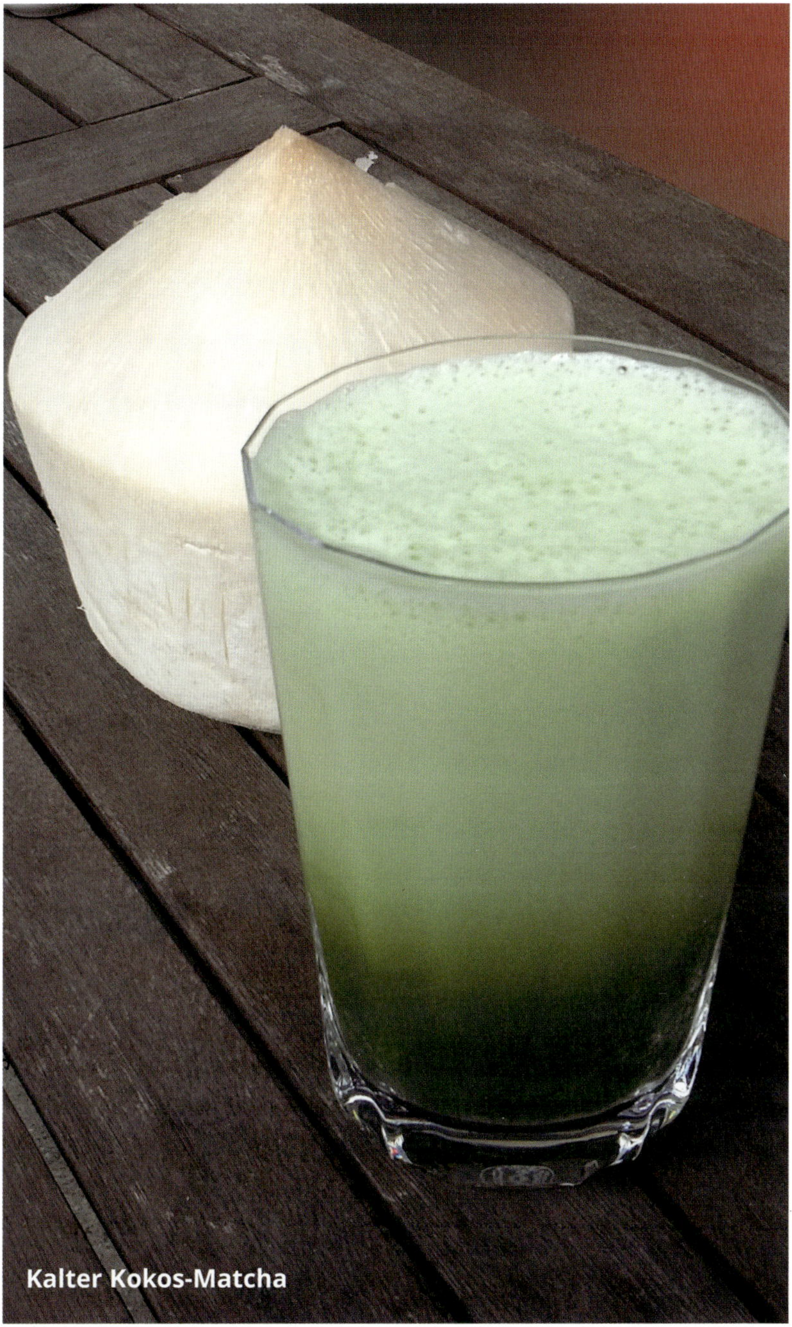

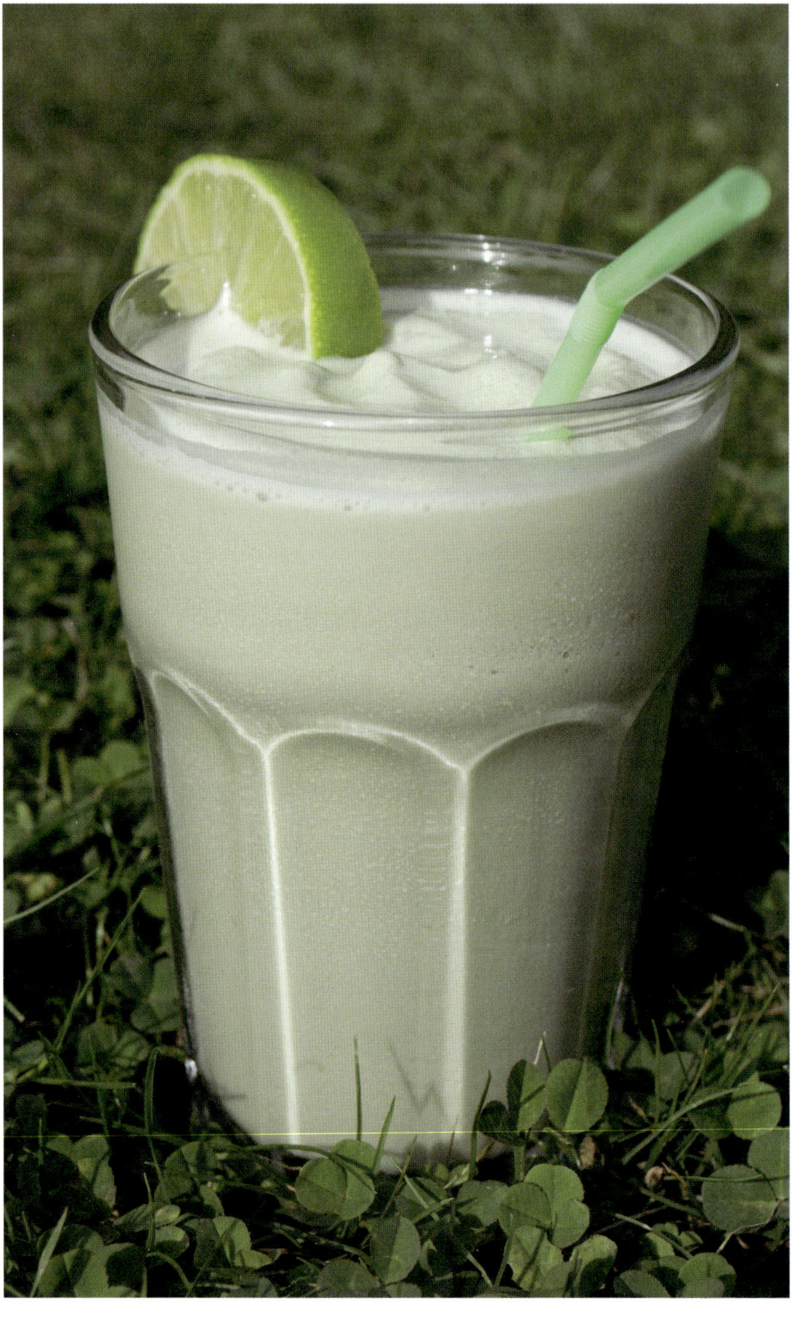

Matcha-Limetten-Slush

Dieser cremigste, erfrischendste und mit Abstand gesündeste Slush der Welt passt zu Sonne und Strand. Für die kühleren Tage im Sommer, an denen sich öfters Erkältungen anbahnen: Die Kombination aus dem Zink der Cashewkerne, dem Vitamin C der Limetten und den EGCGs des Matcha hilft ganz nebenbei, Erkältungen vorzubeugen.

Für 2 Gläser

250 ml Kokoswasser
1 gute Handvoll Cashewkerne
3 Zesten und Saft von 3 Bio-Limetten
6 gehäufte TL Rohrohrzucker (nach Wunsch etwas mehr)
1 gestrichener TL Matcha (Grünteepulver)
1 Msp. Chlorella-Pulver
2 Limettenscheiben zum Anrichten

Vorbereitung Das Kokoswasser in eine Eiswürfelform geben und über Nacht ins Tiefkühlfach stellen.

Die Cashewkerne in einen Tiefkühlbeutel geben und über Nacht einfrieren.

Am nächsten Tag Limettenschale und -saft mit Zucker, Matcha und Chlorella im Mixer fein pürieren, bis der Zucker aufgelöst ist. Dann die Cashewkerne dazugeben und cremig mixen. Zum Schluss die Kokoswasser-Eiswürfel hinzufügen und mitpürieren.

Servieren Den Slush in 2 dekorative Gläser geben und mit je 1 Limettenscheibe angerichtet genießen.

Matcha-Luxus-Dressing

Ein Dressing, das wunderbar zu grünen Salaten – und besonders gut zu Löwenzahnblättern – passt und Ihre Gäste mit seiner Cremigkeit und einer spritzig-fruchtigen Note überrascht. Passt auch perfekt für eine leichte Rohkost-Mahlzeit und als Dip.

Für 4 Portionen

½ Handvoll Cashewkerne
100 ml Kokoswasser
2 kleine Datteln
1 gehäufter TL Chiasamen
½ Handvoll Spinatblätter (frisch oder gefroren)
1 gestrichener TL Matcha (Grünteepulver)
4 TL Balsamico
1 Stück Ingwerwurzel (etwa 1 cm lang)
2 Zesten und Saft von ½ Bio-Limette
Meersalz und frisch gemahlener schwarzer Pfeffer zum Abschmecken

Alle Zutaten im Hochleistungsmixer cremig pürieren. Das Dressing anschließend mit Salz und Pfeffer würzen.

Tipp: Weichen Sie Cashewkerne, Datteln und Chiasamen vor dem Pürieren etwa 15 Minuten lang im Kokoswasser ein, so wird das Dressing noch cremiger.

EGCG-haltige Nahrungsergänzungsmittel (NEM)

EGCGs sind nur im Verbund mit anderen Catechinen und Polyphenolen zu empfehlen, niemals isoliert, denn sie könnten in hohen Dosen die Leber belasten. Die Kombination mit anderen sekundären Pflanzenstoffen sowie Mikronährstoffen und Enzymen erhöht die Bioverfügbarkeit und ist besser verträglich. Achten Sie auf sehr hochwertige natürliche NEM, etwa mit einem Grüntee-Blatt-Extrakt, da hier die vielen verschiedenen sekundären Pflanzenstoffe aus grünem Tee in ihrer Symphonie wirksam werden.

Neuerdings gibt es liposomale EGCGs (in „Fetttröpfchen" gelöste EGCGs), die hocheffektive Wirkungen im therapeutischen Einsatz – insbesondere in der die Chemotherapie begleitenden Krebstherapie – zeigen und die Nebenwirkungen der Chemotherapie lindern können. Inwiefern ein solches letztendlich auch isoliertes EGCG-Produkt als Nahrungsergänzung sinnvoll ist, dafür fehlen Langzeitstudien, die die Sicherheit und Effektivität im Bereich der Krebsprävention bei langfristiger Einnahme bestätigen können.

Betacarotin, Lykopin, Zeaxanthin und Lutein – Vier bärenstarke, farbenfrohe Carotinoide

Carotinoide machen die Speisen auf Ihrem Teller und damit Ihr Leben farbenfroh. Sie verleihen nicht nur Obst, Gemüse, Blättern und Blüten ihre Farbe, sondern auch dem Gefieder von Vögeln, den Schuppen von Tropenfischen und dem Panzer von Krebstieren, denn diese Tiere ernähren sich carotinoidreich, und diese Stoffe reichern sich in verschiedenen Geweben an. Nehmen Fische und Krebstiere das von Mikroalgen produzierte Asthaxantin und Cathaxanthin zu sich, so färbt es ihre Schuppen und ihren Panzer. Flamingos wiederum fressen Krebstiere und Algen – das gibt ihrem Gefieder dieses wundervolle Rosa. Bisher sind mehr als 750 unterschiedliche Carotinoide gefunden worden, davon etwa ein Zehntel in der menschlichen Ernährung. Neben den Polyphenolen sind die Carotinoide die zweitgrößte Gruppe sekundärer Pflanzenstoffe in unserer Ernährung. Die im Folgenden dargestellten vier Carotinoide kommen in vielen Lebensmitteln in hohen Mengen vor.

Für den Menschen ist **Betacarotin** (Provitamin A) das hauptsächlich im Zellplasma vorkommende Carotinoid und die wichtigste Vorstufe von Vitamin A. Es ist vor allem in Grünkohl und anderen dunkelgrünen Gemüsesorten sowie in tiefgelben bis orangefarbenen Früchten und Gemüsen enthalten. Vitamin A ist essenziell für unsere Gesundheit – für das Wachstum des Knochengewebes, die Fortpflanzung, die Testosteronproduktion, die Sehkraft und ein gut funktionierendes Immunsystem. In tierischen Lebensmitteln ist Vitamin A in Form von Retinol und seinen Verbindungen zu finden, während pflanzliche Lebensmittel kein Vitamin A enthalten.

Allerdings sind Carotinoid-haltige Gemüse- und Obstsorten reich an dessen „Vorstufe“, dem Provitamin A oder Betacarotin, das unser Körper in Retinol umwandeln kann. Etwa 50 Carotinoide entfalten eine Provitamin-A-Wirksamkeit, insbesondere Alphacarotin, Betacarotin und Betacryptoxanthin, wobei Betacarotin eben die höchste Wirksamkeit zeigt. Aufgrund ihrer speziellen Struktur tragen diese drei in den Industrienationen nach derzeitigem Forschungsstand mit etwa 35 Prozent zu der täglichen Vitamin-A-Versorgung von Erwachsenen bei. Außerdem wirkt Betacarotin antioxidativ; es schützt unsere Gefäße vor Verkalkung, die zu Demenz, Herzinfarkt oder Schlaganfall führen kann, und senkt die Überempfindlichkeit der Haut gegenüber Licht.

Lykopin ist unverzichtbar für eine gesunde Prostata und ein gesundes Herz-Kreislauf-System. In 26 Studien mit über 17 000 Prostatakrebs-Erkrankungen von mehr als 560.000 Patienten konnte ein Trend festgestellt werden: Je höher die Lykopin-Einnahme, desto geringer die Wahrscheinlichkeit für das Auftreten von Prostatakrebs. Eine Metaanalyse aus sieben Studien mit insgesamt über 116 000 Probanden und knapp 2000 Fällen von Schlaganfall ergab: Lykopin kann das Schlaganfallrisiko um 19,3 Prozent senken. Einen Zusammenhang zwischen der Lykopin-Konzentration im Blutplasma und dem Risiko, an Typ-2-Diabetes zu erkranken, gibt es allerdings nicht. Dieses Carotinoid wurde in hohen Konzentrationen in Tomaten gefunden.

Zeaxanthin ist ein orangegelbes Xanthophyll, das in Pflanzen bei ihren Reaktionen auf Lichtstrahlung eine Rolle spielt. Dort ist der Farbstoff wesentlich beteiligt an der Umwandlung von Licht in Wärme, sodass die Pflanze bei hoher Strahlungsintensität keinen Schaden nimmt. Dieser Farbstoff kommt in Maiskörnern, Spinat, Eigelb und in vielen Gemüsesorten vor. Weiterhin findet man Zeaxanthin in den gelben Federn von Kanarienvögeln. In der Medizin ist es von Interesse, da es durch seine antioxidative Wirkung bei bestimmten Formen von retinaler Degeneration, insbesondere bei altersbedingter Makuladegeneration (AMD), eine schützende Wirkung besitzen könnte.

Das orangegelbe Xanthophyll **Lutein** ist neben Betacarotin und Lykopin das am häufigsten vorkommende Carotinoid. In der EU ist es unter der Bezeichnung „E 161b“ als Lebensmittelfarbstoff (z. B. zur Gelbfärbung von Eidotter) zugelassen. In dunkelgrünen Blattgemüsen wie Grünkohl und Spinat ist es in signifikanten Mengen zu finden und in der *Makula* (im Gelben Fleck, dem Punkt unseres schärfsten Sehens) unserer Augen kommt es gemeinsam mit Zeaxanthin vor. Neueste Forschungen haben gezeigt, dass auch noch im hohen Alter die Gabe von Lutein Makuladegeneration vorbeugen und diese abmildern kann. Lutein und Zeaxanthin kommen meist zusammen vor. Im menschlichen Auge schützen sie die Netzhaut wie ein Filter vor zu hoher Lichteinstrahlung.

Lebensmittel, die Betacarotin, Lykopin, Zeaxanthin und Lutein enthalten

Die vier ausgewählten Carotinoide sind in zahlreichen Lebensmitteln enthalten. Rund 80 bis 90 Prozent der von uns Menschen aufgenommenen Carotinoide stammen aus Obst und Gemüse. Gelborangefarbenes Obst und Gemüse enthält vor allem Betacarotin und Alphacarotin, orangefarbene Früchte wie Mangos und Orangen enthalten viel Betacryptoxanthin, dunkelgrünes Blattgemüse Lutein und Zeaxanthin und Tomaten signifikante Mengen an Lykopin.

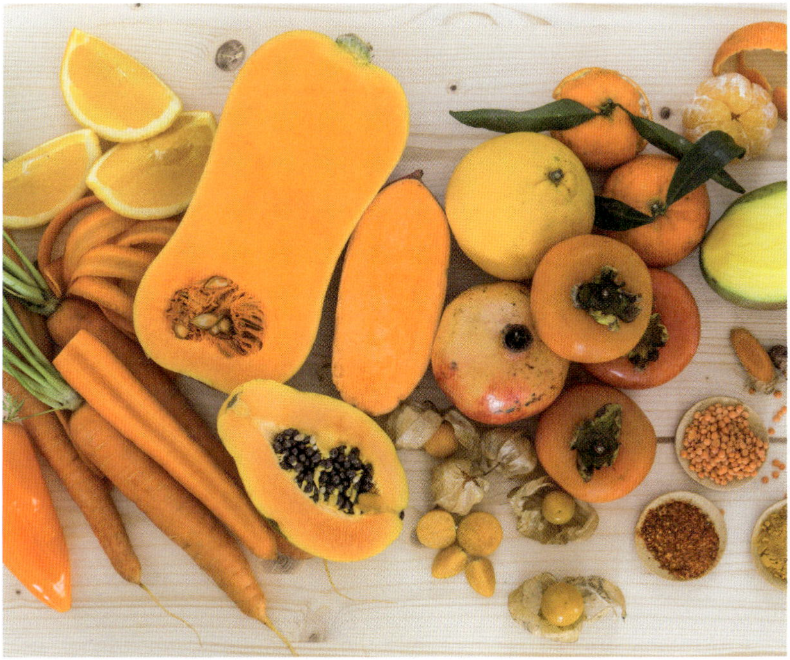

Tabelle: Durchschnittlicher Carotinoid-Gehalt ausgewählter pflanzlicher und tierischer Lebensmittel

(in Mikrogramm pro 100 Gramm frischem Lebensmittel)

Lebensmittel	Betacarotin	Lykopin	Zeaxanthin	Lutein
Apfel	27	265–605	–	30
Aprikose	585–3800	54	o. A.–39	123–188
Avocado	48–81	–	8–18	213–361
Banane	26–131	o. A.–247	o. A.	22–192
Brokkoli	291–1750	–	o. A.	707–3300
Butter	158–431	–	o. A.–2	15–26
Ei	o. A.	o. A.	o. A.	182–503
Eigelb	o. A.–88	o. A.	o. A.	384–1320
Fruchtsaft (Durchschnitt)	500	o. A.	o. A.	o. A.
Gurke	45–270	o. A.	o. A.	23–840
Grapefruit, roh	686	1419	o. A.	5
Grünkohl, roh	5927	–	o. A.	8198
Karotte	4350–8285	o. A.–1	o. A.	256–510
Kohl/Grünkohl, gedünstet	1020–7380	o. A.	o. A.	4800–11 470
Kürbis	490–3100	o. A.–500	o. A.	630–1500
Löwenzahn, grünes Blatt	5854	–	o. A.	13 610
Mango	640–1201	3-724	o. A.	23
Orange	71–476	o. A.	o. A.	129
Papaya	274–664	1828–7564	o. A.	89–318

Lebensmittel	Betacarotin	Lykopin	Zeaxanthin	Lutein
Paprikaschote, rot	1441–2390	o. A.	593–1250	248–8506
Petersilie	4440–5054	o. A.	o. A.	5561–10 650
Rote Bete, gekocht	5000	o. A.	o. A.	o. A.
Spinat	3100–5626	o. A.	o. A.	5930–12 198
Steckrübe, grünes Blatt	6952	–	o. A.	12 825
Süßkartoffel, gekocht, mit Schale	11 509	–	–	–
Tomate	320–1500	850–12 700	o. A.	46–213
Tomate, sonnengetrocknet	524	45 902	1419	–
Tomatenmark	901	49 300–94 000	–	–
Wassermelone, rot	303–777	4532–13 523	o. A.	8

o. A. = ohne Angabe
(Nach: Westphal, Anna, und Volker Böhm: *„Carotinoide – Eigenschaften, Vorkommen, Bioverfügbarkeit, Metabolismus und gesundheitliche Wirkungen“*, in: *Ernährungs-Umschau*, 62. Jahrgang, Ausgabe 11, S. 196–207)

Gesundheitsfördernde Wirkungen

Alle Nährstoffe, die wir aufnehmen, werden über das Blut im gesamten Körper verteilt und zu den einzelnen Zellen transportiert. Einige davon, etwa Carotinoide, reichern sich für eine begrenzte Zeit in Organen und Geweben in unterschiedlichen Konzentrationen an und entfalten dort ihre schützenden Eigenschaften. Obst- und gemüsereiche Kost, die zudem reich an den sekundären Pflanzenstoffen Betacarotin, Lykopin, Zeaxanthin und Lutein ist, konnte in vielen Studien zeigen, dass sie das Risiko für chronische Krankheiten wie Arteriosklerose, koronare Herzerkrankungen, *Diabetes mellitus* 2 oder Asthma senkt.

Antioxidative Wirkung: Carotinoide wie Betacarotin, Lutein, Zeaxanthin sowie Asthaxanthin schützen in hohem Maße vor Zellschädigung durch freie Radikale und bewahren uns so vor einer Vielzahl von zellulären Erkrankungen, Entartungen oder Verfall und den damit einhergehenden Folgeerkrankungen (siehe Info-Kasten Seite 14 f.).

Krebsvorbeugende und -hemmende Effekte: Untersuchungen beweisen das krebsvorbeugende Potenzial der Carotinoide. In einer Analyse von acht Studien zeigte sich deutlich, dass Frauen mit höheren im Blut zirkulierenden Mengen von Carotinoiden wie Alphacarotin, Betacarotin, Lutein, Zeaxanthin, Lykopin ein reduziertes Risiko haben, bestimmte Brustkrebsarten zu bekommen. Aus sechzehn weiteren Studien geht hervor, dass Carotinoide als Gesamtkomplex wirksam sind gegen unterschiedliche Arten von Krebs.

Schutz der Sehkraft: Die wohl bekannteste Wirkung von Carotinoiden ist, dass sie gut für die Augen sind. Einem Vitamin-A-Mangel kann durch pflanzliche Carotinoide (insbesondere Betacarotin) vorgebeugt werden. Betacarotin wird im Körper in Anwesenheit von Fett zu Vitamin A verstoffwechselt. Aber es ist nicht nur das Betacarotin, auch Lutein und Zeaxanthin sind essenziell für unsere Sehkraft. Sie schützen unsere Augen vor Erkrankungen und altersbedingter Makuladegeneration (AMD). Sie geben der in der Netzhaut liegenden *Macula lutea* – dem Gelben Fleck – ihre leicht gelbliche Färbung, denn sie sind hier in einer etwa 500-mal höheren Konzentration anzutreffen als im restlichen Netzhautgewebe. Diese Pigmente absorbieren blaues Licht und schützen so die Netzhaut vor schädlichen Reaktionen. Ohne diese „Pigmentwand" würde die *Makula* beschädigt und unsere Sehkraft nachlassen.

Bei beginnender Makuladegeneration führte eine Supplementierung mit Lutein und Zeaxanthin zu einer Verbesserung der Pigmentdichte und somit zum Schutz der *Makula*. Zeaxanthin schützt auch die (periphere) Netzhaut, da es sich auch außerhalb des Zentrums der *Makula* anreichert. Bislang ist unklar, ob bei gesunden Menschen durch die erhöhte Einnahme von Lutein und Zeaxanthin eine präventive Wirkung hinsichtlich einer Degeneration der *Makula* erzielt wird. Gewiss ist jedoch, dass das Risiko, an *Katarakt* (grauem Star) zu erkranken, durch diese beiden Carotinoide sinkt.

Geistige Fitness: Carotinoide können helfen, der Alterung des Gehirns entgegenzuwirken. In einer Studie aus dem Jahr 2014 mit knapp 3000 erwachsenen Probanden mittleren Alters untersuchten Wissenschaftler den Zusammenhang zwischen einer Ernährung, die reich ist an Carotinoiden, und anschließender kognitiver Leistung. Es wurde festgestellt, dass eine solche Ernährung (mit reichen Quellen an Lutein, Zeaxanthin, Cryptoxanthin, Lykopin, Alphacarotin und Betacarotin) mit einer höheren kognitiven Gesamtleistung verbunden war. Nach Dr. Randy Hammond von der *University of Georgia* gibt es immer mehr Beweise dafür, dass Lutein die Geschwindigkeit der neuronalen Verarbeitung erhöhen kann. Seiner Ansicht nach erfüllt Lutein mehrere Funktionen innerhalb des zentralen Nervensystems und diese Funktionen sind optimal für die Erhaltung und vielleicht sogar für die Verbesserung der kognitiven Leistung geeignet.

Auch Prof. Dr. Elizabeth Johnson von der *Tufts University* ist der Meinung, dass Lutein eine tragende Rolle hinsichtlich kognitiver Leistungen spielt. Es wird vermutet, dass Lutein hilft, kognitive Prozesse zu erhalten und bei verminderter Prozessleistung zu verbessern. Die Beziehung zwischen Kognition und Lutein-Spiegel im Gehirn von Über-80-Jährigen ergab, dass bei verschiedenen kognitiven Prozessen von den Carotinoiden nur Lutein deutlich wirksam ist. Unter „kognitiven Prozessen" versteht man die Vorstellungskraft, Konzentrations- und Planungsfähigkeit und die Fähigkeit, Entscheidungen zu treffen, zu urteilen, Probleme zu lösen, Informationen zu verarbeiten, zu kommunizieren ... Sogar Träume und Fantasien setzen eine gewisse kognitive Leistungsfähigkeit voraus. Interessant ist zudem, dass Vitamin E, das auch antioxidativ wirkt, nicht die gleiche kognitive Wirkung wie Lutein aufwies.

Des Weiteren wurden verschiedene Carotinoide im Hirngewebe nachgewiesen, darunter sind Lutein, Zeaxanthin, Cryptoxanthin, Betacarotin und Lykopin in höchster Menge vorhanden. Lutein ist das Carotinoid, das in höchster Menge im Hirngewebe von sowohl Kleinkinder als auch Senioren vorkommt.

Praktische Hinweise

Generell kann man sagen: Je farbintensiver das Obst und Gemüse ist – wie etwa Tomaten, Karotten, Spinat, Grünkohl, Brokkoli, Feldsalat, Grapefruit und Wassermelonen –, desto gesünder ist es auch, denn es enthält reichlich Carotinoide ... und sollte deshalb täglich verzehrt werden. Kosten Sie das üppige jahreszeitliche Angebot (saisonal) frischer pflanzlicher Lebensmittel aus. Die durch vielfältig ausgewogene Ernährung entstehende synergetische Wirkung der sekundären Pflanzenstoffe, Enzyme und Vitamine ist wertvoller, als den Fokus seiner Ernährung nur vereinzelt auf Carotinoide zu setzen. Wichtig ist außerdem:

- Xantophile (Lutein und Zeaxanthin) sind hitzeempfindlich, demnach ist es am besten, dunkelgrünes Blattgemüse und andere **an Xantophilen reiche Nahrungsquellen als Rohkost, in Salaten oder frisch zubereiteten grünen Smoothies** zu **verzehren**.
- **Fett ist zur Absorption von Carotinoiden essenziell wichtig.** Es sollte gleichzeitig mit Carotinoiden verzehrt werden. Für die optimale Aufnahme und Verwertung von Carotinoiden sollten 3 bis 5 Gramm Fett pro Mahlzeit aufgenommen werden. Rohes Gemüse bitte gründlich kauen oder zu einem cremigen Smoothie verarbeiten.
- Roh und unpüriert verzehrt, ist die Bioverfügbarkeit der Carotinoide aus Mango und Paprika mit am höchsten, wohingegen die aus rohen, unpürierten Karotten, Tomaten und grünem Blattgemüse geringer sind. Carotinoide wie Alphacarotin, Betacarotin und Lykopin sind hitzestabil und bleiben beim Kochen erhalten.

Forest Jump-Smoothie

Erfrischend fruchtig, cremig und leicht bitter kommt dieser Smoothie daher, und er hilft Ihnen, täglich mehr Carotinoide und gesunde Bitterstoffe zu tanken.

Für 2 große Gläser

4–5 große Löwenzahnblätter
7–8 mittelgroße Erdbeeren
3 gehäufte EL gefrorene Blaubeeren
1 Banane, in etwa 1 cm dicken Scheiben eingefroren
250 ml Mandelmilch
1 gehäufter TL Pinienkerne und 1 TL Waldhonig (wahlweise) zum Anrichten

Die Löwenzahnblätter ohne harte Stiele grob hacken. Die Erdbeeren putzen und alle Zutaten im Hochleistungsmixer cremig pürieren.
Servieren Den Smoothie in dekorative Gläser füllen, mit Pinienkernen bestreuen und etwas Waldhonig daraufgeben ... sofort genießen.

Smoothie „Grünes Wunder"

Die geballte Portion sekundärer Phytonährstoffe: Spinat für Betacarotin und Chlorophyll und die Ingwerwurzel für Gingerole. Hunderte weiterer sekundärer Pflanzenstoffe und das Vitamin C aus Kiwi und Apfel sowie das Fett der Avocado sorgen für ideale Bioverfügbarkeit.

Für 3 große Gläser Smoothie

1 reife Banane
1 Apfel
1 Kiwi
1 kleine Avocado
1 Handvoll Spinat
¼ Bio-Zitrone (mit Schale)
1 Stück Ingwerwurzel (etwa 1 cm lang)
1 EL geschälte Hanfsamen
450 ml Wasser
5 Eiswürfel

Die Banane schälen und in Stücke brechen. Den Apfel mit Schale und Kerngehäuse achteln und die Kiwi schälen und grob in Stücke schneiden. Die Avocado halbieren, den Kern entfernen und das Avocadofleisch mit einem Löffel aus der Schale heben. Diese Zutaten mit dem grob gehackten Spinat, dem Viertel Zitrone, der Ingwerwurzel, den Hanfsamen und dem Wasser im Hochleistungsmixer cremig pürieren.

Die Eiswürfel dazugeben und noch einmal kurz zerkleinern. In dekorativen Gläsern genießen.

Green Lunch-Smoothie

Die perfekte grüne Mittagspause, die Power für den zweiten Teil des Tages schenkt: Die sekundären Pflanzenstoffe sind in diesem Smoothie ideal bioverfügbar durch die Vielfalt an frischen Zutaten. Grünkohl liefert reichlich Lutein und Zeaxanthin für die Sehkraft und Chlorophyll mit milder Detox-Wirkung.

Für 2 Portionen

2 Handvoll Grünkohl
½ kleiner Apfel
½ Banane
1 Stück Gurke (etwa 6 Zentimeter lang)
1 EL gehackte Walnüsse
2 EL Haferflocken
2–4 frische Minzblätter
300 ml Kokoswasser

Vom Grünkohl die harten Teile des Stängels abschneiden, den Rest grob in Stücke hacken. Den halben Apfel mit Schale und Kerngehäuse vierteln, die Banane in Stücke brechen, die Gurke grob in Stücke schneiden und dies alles mit den restlichen Zutaten im Hochleistungsmixer cremig pürieren.

Peruanischer Petersiliensalat

Erfrischend und leicht ist dieser Salat – ideal für heiße Sommertage. Dabei passt er perfekt als Beilage zu vielen Gerichten und ist schnell zubereitet. Eine geballte Dosis Carotinoide und Chlorophyll für Ihre Detox-Kur, Ihre Diätphase ... oder einfach, weil's toll schmeckt!

Für 4 Portionen

200 g Quinoa
400 ml Wasser
1 Bund glatte Petersilie
1 Bund Minze

2 feste Tomaten
½ Salatgurke
½ Granatapfel
4 EL Olivenöl
Saft von ½ Zitrone
Meersalz und frisch gemahlener schwarzer Pfeffer zum Abschmecken

Den Quinoa im leicht gesalzenen Wasser im geschlossenen Topf bei mittlerer Hitze etwa 10 Minuten garen, dann abschütten.

Die Petersilie (mit den Stängeln) waschen, trocken tupfen, fein hacken und in eine Schüssel geben. Die Minzblätter von den Stängeln abzupfen und dazugeben. Die Tomaten (ohne grüne Teile) und die Gurke in kleine Würfel schneiden und ebenfalls untermengen. Den Granatapfel aufschneiden, die roten Kerne aus einer Hälfte vorsichtig herausklopfen oder mit einem Esslöffel herauskratzen und zu den anderen Zutaten geben.

Den gegarten, abgekühlten Quinoa unter den Salat heben. Olivenöl und Zitronensaft darüberträufeln, den Salat mit Meersalz und Pfeffer würzen und genießen.

Tipp: Mit 2 Esslöffeln Tomatenmark und 1 gestrichenen Teelöffel Cuminpulver (Kreuzkümmel) schmeckt dieser Petersiliensalat ebenfalls klasse!

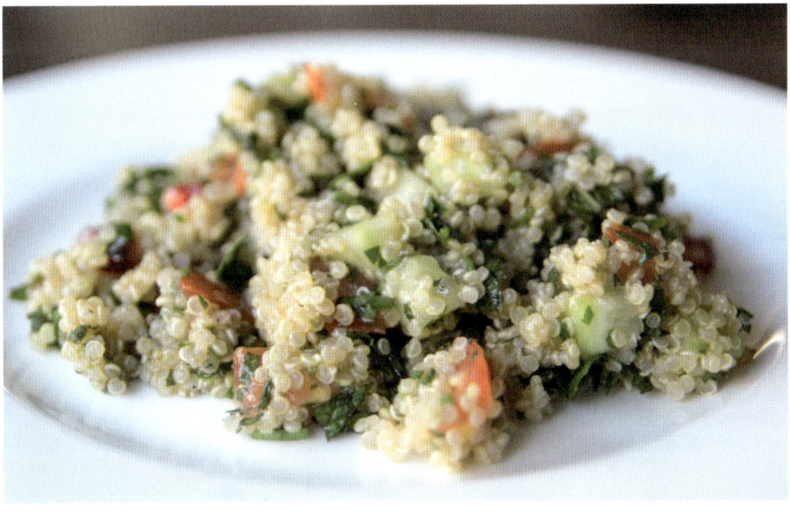

Sommerlicher Löwenzahnsalat

Dieser Salat – für die Extraportion sekundäre Pflanzenstoffe mit reichlich OPCs, Chlorophyll, Glucosinolaten und Hunderten weiteren wertvollen Geschenken der Natur – ist einfach zuzubereiten und schmeckt unglaublich lecker. Und: Das enthaltene Lutein regt Ihre kognitive Leistungsfähigkeit an: für mehr Brainpower!

Für 2 Portionen

10 Himbeeren
10–20 Blaubeeren
4–8 Erdbeeren
1 Handvoll Löwenzahnblätter
1 Handvoll Giersch
1 Handvoll Blätter von der Kapuzinerkresse
1 Handvoll Rucola
2 EL Pinienkerne
einige Lavendelblüten zum Anrichten (nach Wunsch und Geschmack)

Dressing

4 EL Olivenöl
Saft von ½ Zitrone
2 TL Himbeermarmelade (oder eine andere Beerenmarmelade)
Meersalz und frisch gemahlener schwarzer Pfeffer zum Abschmecken

Die Beeren putzen, waschen und die Erdbeeren, wenn gewünscht, vierteln. Die Blätter waschen und trocken tupfen, dann direkt mit den Beeren auf den Tellern anrichten und die Pinienkerne darüberstreuen.

Alle Zutaten ***für das Dressing*** gut verquirlen, mit Salz und Pfeffer würzen und das Ganze über den Salat träufeln. Anschließend die Lavendelblüten darüberstreuen.

Tipp: Wenn Sie mögen, geben Sie ein paar Gänseblümchenblüten oder andere essbare Blüten über den Salat: Das Auge isst mit!

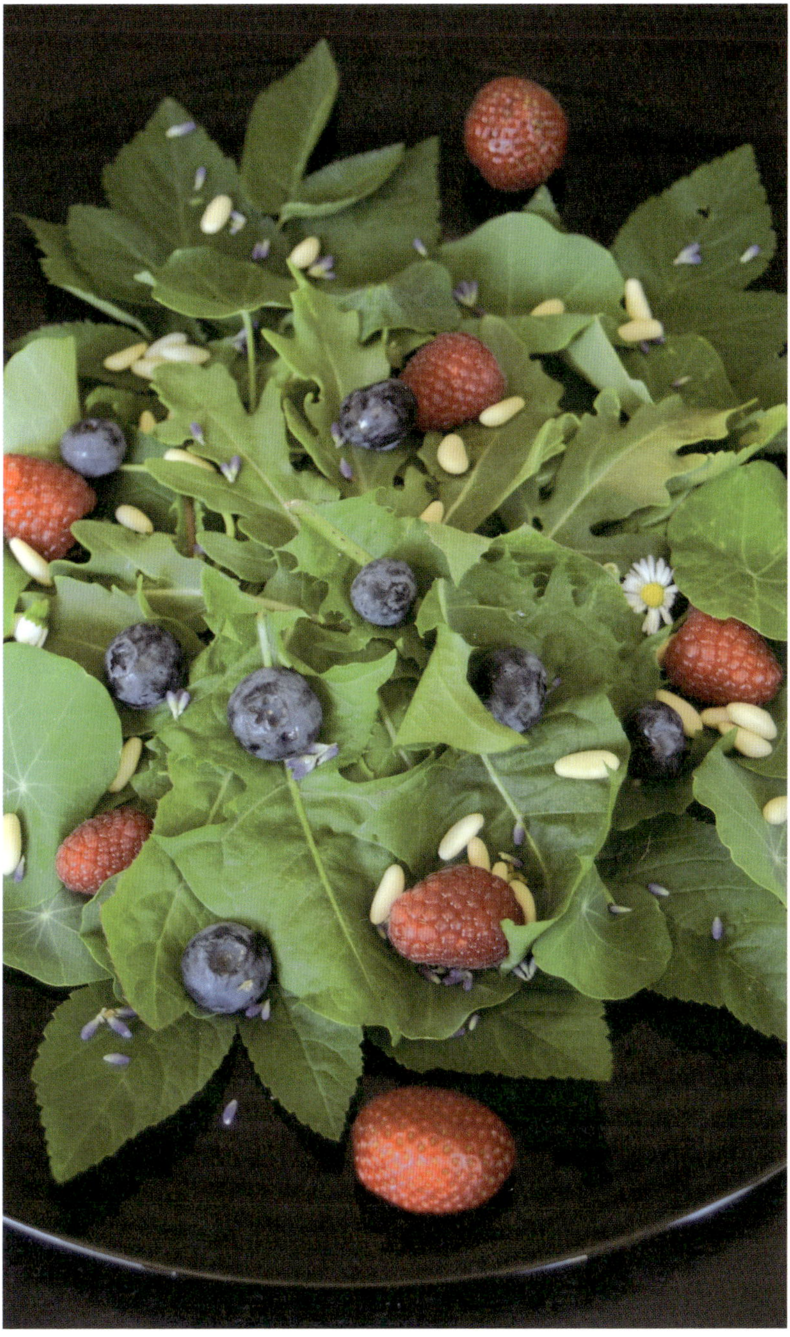

Carotinoidhaltige Nahrungsergänzungsmittel (NEM)

Carotinoide sind fettlöslich und reichern sich im Gewebe an. Zu hohe Dosen von Carotinoiden (etwa durch Überdosierung von Nahrungsergänzungsmitteln) können pro-oxidative Effekte z. B. in der Lunge hervorrufen und somit eher schädlich sein. Laut Caret-Studie ist eine Gabe von Betacarotin (30 Milligramm pro Tag) und Retinol (25 000 I.E. pro Tag) nicht sinnvoll, um vor den negativen Effekten des Rauchens zu schützen. Ganz im Gegenteil: Sie kann bei Rauchern sogar vermehrt zu Lungenkrebs führen. Allerdings hat eine Gabe Betacarotin von weniger als 15 Milligramm pro Tag laut EFSA (der europäischen Behörde für Lebensmittelsicherheit) keine negativen Auswirkungen auf die Gesundheit von Rauchern gezeigt. Es gibt eine ganze Reihe von Carotinoid-Mischungen als NEM sowie solche mit Lutein und Zeaxanthin zu kaufen. Mir sind bisher keine Grenzwerte für Lutein und Zeaxanthin und andere Carotinoide (außer Betacarotin) in Nahrungsergänzungen bekannt.

Chlorophyll – Kein Leben ohne Blattgrün!

Wasser, Kohlendioxid, Mineralstoffe und natürlich Licht, das brauchen Pflanzen zum Wachsen. Pflanzen nutzen vor allem Chlorophyll, um die Lichtenergie der Sonne zu absorbieren, damit sie sie in gut speicherbare chemische Energie umwandeln können: Aus den energiearmen Stoffen Wasser und Kohlendioxid wird in den Chloroplasten das energiereiche Molekül Glucose hergestellt. Als Abfallprodukt entsteht Sauerstoff. Somit kann die Pflanze Energie in Form von energiereichen Molekülen speichern (und bei Bedarf wieder aus dem Molekül „herauslösen", indem sie den Prozess umkehrt). So ist es nur logisch, dass seit der Entstehung unserer Spezies neben allen anderen sekundären Pflanzenstoffen vorrangig auch Chlorophyllhaltiges auf unserem Speiseplan steht.

Dieses Pigment schenkt Pflanzen und Algen ihre grüne Farbe. Je dunkler das Grün eines Blattes, desto mehr Chlorophyll ist enthalten und desto mehr Sonnenlicht hat es abbekommen. Zum Thema „Chlorophyll" wird bislang nur wenig geforscht, möglicherweise wird Chlorophyll in der westlichen Medizin bisher als gesundheitlich nicht relevant angesehen. Die gesundheitsfördernden Wirkungen sind dennoch nicht von der Hand zu weisen und werden sicherlich bald untersucht werden.

Da der Farbstoff Chlorophyll für die Pflanze lebensnotwendig ist, gehört er im Grunde, wie bereits erwähnt, streng genommen zu den primären Pflanzenstoffen (siehe Seite 8). Andererseits wird er aber nur in fotosynthetisch aktiven Pflanzenteilen produziert und man zählt ihn deshalb zu den sekundären Pflanzenstoffen. Eigentlich ist er primärer und sekundärer Pflanzenstoff zugleich. Im Wesentlichen gibt es zwei verschiedene Arten von Chlorophyll (a und b), die sich in ihrer molekularen Struktur nur wenig unterscheiden. Diese beiden Moleküle ermöglichen es, Licht bei leicht unterschiedlichen Wellenlängen zu absorbieren. Das Zentralatom des Chlorophyllmoleküls ist ein Magnesium-Ion. Ansonsten gleicht seine molekulare Struktur der des Hämoglobins in unserem Blut, das aber ein Eisen-Ion im Zentrum hat. Untersuchungen haben gezeigt, dass Chlorophyll einen positiven Effekt auf die Bildung von roten Blutkörperchen hat.

Das Magnesium aus dem Chlorophyll zeigt in einigen Studien eine bessere Absorption und Bioverfügbarkeit als nicht an Chlorophyll gebundenes Magnesium in pflanzlichen Lebensmitteln wie Nüssen. Allerdings sind nur 2,5 bis 10,5 Prozent des gesamten Magnesium-Gehalts von gewöhnlichem grünem Gemüse chlorophyllgebunden. **Grüne pflanzliche Lebensmittel sind** also **nicht zwangsläufig gute Magnesium-Quellen!** (Siehe auch Tabelle Seite 67)

Lebensmittel, die Chlorophyll enthalten

100 Gramm ungekochter Spinat enthalten durchschnittlich etwa 80 Milligramm Chlorophyll und 85 Milligramm Magnesium, wobei von Letzterem lediglich 5 Milligramm chlorophyllgebunden sind.

Info

Chlorella – Ihr Plus an Chlorophyll und Vitamin B_{12}

Bei Chlorella, die von der Algenfarm in Klötze (siehe Bezugsquellen, Seite 121), stammt, liegt der Chlorophyll-Gehalt bei 2 bis 4 Gramm pro 100 Gramm und ist abhängig von der Jahreszeit, der Länge der Tage, der Sonnenscheindauer und anderen Faktoren. Der Gesamt-Magnesium-Gehalt dieser Chlorella liegt bei um die

318 Milligramm pro 100 Gramm. Die Mineralstoffdichte bei Algen ist aber immer immer abhängig vom Medium, in dem sie wachsen. Im Extremfall kann der Chlorophyll-Gehalt sogar gen null gehen, wenn Chlorella z. B. speziell fermentiert wurde, wonach sie gelb ist. Die fermentierte (gelbe) Chlorella der Algenfarm in Klötze enthält auch kein Vitamin B_{12} wie normale (grüne) Chlorella. Letztere kann mit 100 Mikrogramm pro 100 Gramm und mehr aufwarten!

Achtung! Kaufen Sie kein Chlorella, das in offenen Wasserbecken gezüchtet wurde. Hier können über den Regen Umweltgifte in die Mikroalge gelangen, denn Chlorella ist in der Lage, verschiedene Gifte (insbesondere Schwermetalle) zu binden. Chlorella sollte immer in geschlossenen Systemen kultiviert werden. Und: Greifen Sie nicht zu preiswertem Chlorella aus China, auch wenn es biozertifiziert ist, denn das bedeutet nicht, dass es frei von Umweltgiften ist. Achten Sie bei dem Hersteller Ihrer Wahl auf Reinheitszertifikate.

Chlorella ist in Pulverform oder als Presslinge erhältlich.

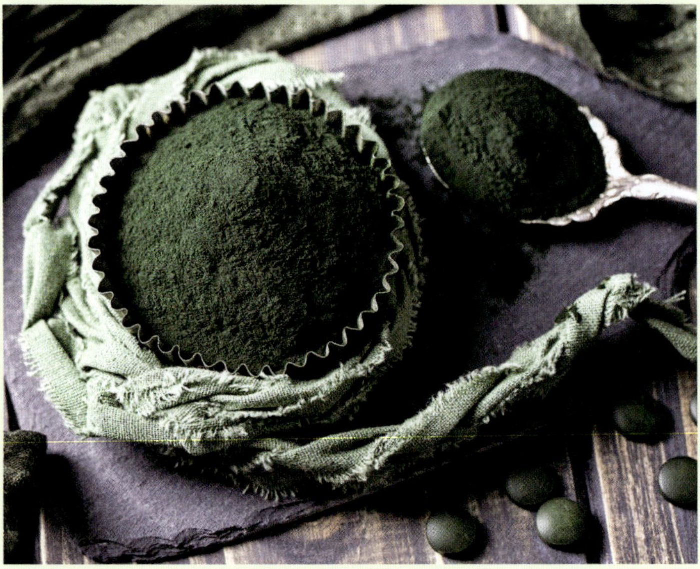

Tabelle: Durchschnittlicher Chlorophyll- und Magnesium-Gehalt ausgewählter pflanzlicher Lebensmittel
(in Milligramm pro 100 Gramm Lebensmittel)

Lebensmittel (roh)	Chlorophyll-Gehalt	Magnesium-Gehalt
Chlorella (Mikroalge)	ca. 3000	ca. 300
Große Brennnessel	358	57
Grünkohl	230	47
Spinat	79	85
Petersilie	63	11
Rucola	41	31
Kresse	31	27
Gartensalat (Kopfsalat u. Ä.)	25	10
Zuckererbsen	8	27
grüne Bohnen	8	25
Zucchini	7	23
grüne Erbsen	5	24
Artischocken	5	35
Gurken	4	9
Eisberg-Salat	3	5
Sellerie	2	26
Brokkoli	2	14
Kiwi	2	13

(Nach: Bohn, T., Walczyk, S., Leisibach, S., und R. F. Hurrell: *„Chlorophyll-bound magnesium in commonly consumed vegetables and fruits: relevance to magnesium nutrition.“*, in: *Journal of Food Science.* 2004; 69(9), S. 347–350, sowie Habermehl, Gerhard G.; Hammann, Peter E.; Krebs, Hans C. und W. Ternes: *Naturstoffchemie. Eine Einführung*, Springer, Berlin 2008, S. 530)

Chlorophyllreiche Pflanzen sind, wie diese Tabelle zeigt, nicht automatisch eine gute Quelle von Magnesium in unserer Ernährung! Und anders herum können verschiedene Sorten grüner Blattgemüse und Gemüse sogar gute Magnesium-Quellen sein, auch wenn sie nicht viel Chlorophyll enthalten. Grünes Gemüse hat durchschnittlich etwa 10 bis 30 Milligramm Chlorophyll pro Gramm Trockengewicht, was bedeutet, dass wir bei einer ausgewogenen (betont grünen) Ernährung täglich etwa 0,5 Gramm Chlorophyll aufnehmen. Natürlich würden wir mehr aufnehmen, wenn wir uns häufiger von den chlorophyllreichsten Pflanzen ernähren würden, die ganz oben in der Liste aufgeführt sind. Bei der Mikroalge Chlorella (*Chlorella vulgaris*) geht man allgemein von 3 bis 5 Prozent Chlorophyll aus, sie ist somit die chlorophyllreichste Pflanze überhaupt.

Info

Algen – Chlorophyll und mehr!

Der Begriff „Alge" umfasst eine sehr große Gruppe unterschiedlicher Pflanzen und Organismen, die alle mindestens eine Form des Chlorophylls, nämlich Chlorophyll enthalten. Je nach Farbpigmenten gibt es Grünalgen, Blaualgen, Braunalgen, Rotalgen, Goldalgen ... Bezüglich der Größe unterscheiden wir Mikroalgen (wie Chlorella) und Makroalgen (wie Nori-Blätter, die Sie von Sushi her kennen). Zurzeit werden 30 000 bis 40 000 Algenarten beschrieben, vermutlich gibt es aber mindestens 10-mal mehr. In der Menschheitsgeschichte wurden Algen wohl schon immer dort gegessen, wo sie verfügbar waren. Der älteste Nachweis der Nutzung von Algen als Nahrungs- und Heilmittel gelang 2008 in Monte Verde (Chile), die Funde waren etwa 14 000 Jahre alt.

Weitere Überlieferungen zur therapeutischen Verwendung von Algen finden sich im *Shennong Bencaojing* (Heilkräuterklassiker nach Shen Nong, etwa 2500 v. Chr.), in der ayurvedischen Medizin und in Dioscurides „De materia medica" (um 78 n. Chr.). Algen enthalten eine ganze Reihe an biologisch aktiven Inhaltsstoffen, so auch eine Fülle von sekundären Pflanzenstoffen. Neben starken Antioxidantien zeigen sich antivirale, antibakterielle, antifungale, antitumorale oder verschiedenste andere Wirkungen.

Die folgenden beiden Phytonährstoffe sollen Ihnen zeigen, welche Bandbreite an Einsatzmöglichkeiten sie eröffnen:
Da gibt es zunächst das rote Pigment **Astaxanthin aus der Mikroalge *Haematococcus*** – ein Carotinoid (aus der Familie der Xanthophile, ähnlich Lutein und Zeaxanthin), das natürlicherweise in verschiedenen Organismen (wie Algen und Hefen) vorkommt.
Es färbt in der Natur auch den Lachs oder die Flamingos rötlich, die Astaxanthin über die Nahrungskette aufnehmen. Besonders bemerkenswert ist das antioxidative Potenzial dieses Carotinoids, das 10-mal höher ist als das von Zeaxanthin, Lutein, Canthaxanthin oder Betacarotin und 100-mal höher als das von Vitamin E. Aufgrund seiner Molekülstruktur kann es die Zellen von innen und von außen vor freien Radikalen schützen. In den Mitochondrien, in denen große Mengen an freien Radikalen entstehen, ist es etwa 550-mal wirksamer als Vitamin E.
Astaxanthin hilft zudem erwiesenermaßen bei physischen und psychischen Erschöpfungszuständen, fördert die Konzentrationsfähigkeit und verbessert Motivation und Stimmung. Außerdem konnten antitumorale, entzündungshemmende und immunmodulatorische Wirkungen gezeigt werden. Bei *Helicobacter*-Infektionen hat Astaxanthin das Bakterium und die damit verbundenen Entzündungen zurückgedrängt. Außerdem kann es vorbeugend gegen Herz-Kreislauf-Erkrankungen eingesetzt werden. Als Nahrungsergänzung ist Asthaxantin meist als Kapsel (Astaxanthin in Öl) erhältlich.
Der Phytonährstoff **Phycocyanin** ist ein blaues, pigmentbindendes Protein, das meist **aus der Blaualge *Arthrospira platensis* (der Mikroalge Spirulina)** durch Kaltwasserextraktion gewonnen wird. Seiner Farbe bzw. Wirkungen wegen wird es als Nahrungsergänzungsmittel sowie als natürlicher Lebensmittel- und Kosmetikfarbstoff eingesetzt. Im Lebensmittelbereich hat Phycocyanin den synthetischen Farbstoff „Patentblau" abgelöst, der Allergien auslösen kann und deshalb in einigen Ländern gar nicht zugelassen ist. Phycocyanin ist die natürliche Alternative, weshalb mittlerweile blaue Schokolinsen, Gummibärchen, Schokoladen und Eis damit

gefärbt sind und *Spirulina-Blau* als „Trendzutat 2018" (siehe *Magic Blue* unter „Bezugsquellen", Seite 121, und Rezept „Blau geeiste Kokos-Bananen-Merengada", Seite 75) herausgestellt wurde. Es ist als wasserlösliches Pulver oder flüssig in Ampullen oder als „Sirup" erhältlich. Phycocyanin zeigt krebshemmende Eigenschaften, die Genregulation wird positiv beeinflusst und das Enzym COX-2, das u. a. für die Tumorbildung verantwortlich ist, kann selektiv gehemmt werden. Zudem hat dieser Stoff ein hohes antioxidatives Potenzial, wirkt entzündungshemmend, kann Nerven, Leber und Nieren schützen und das Immunsystem stärken.

Gesundheitsfördernde Wirkungen

Chlorophyll hat sich in mehr als 50 Jahren klinischer Anwendung beim Menschen als ein völlig ungiftiger Pflanzeninhaltsstoff entpuppt. Allerdings wurde die Sicherheit von chlorophyllhaltigen Nahrungsergänzungsmitteln bei schwangeren oder stillenden Frauen bisher nicht untersucht. In hohen Mengen färbt dieser Farbstoff Zunge, Blut, Urin und Stuhlgang grün. Es ist leider in Europa und USA wenig über den Grad der Bioverfügbarkeit und die genaue Verstoffwechselung von Chlorophyll bekannt, was aber nicht heißt, dass das Wirkungsspektrum nicht groß wäre.

Entzündungshemmende und antioxidative Wirkung: Eine an Chlorophyll reiche Ernährung oder ein solches Nahrungsergänzungsmittel kann möglicherweise bei einer Chemotherapie die Nebenwirkungen (wie etwa hohe Entzündungswerte) durch das Medikament *Cisplatin* reduzieren. Chlorophyll zeigte in Studien antioxidative Wirkungen; es war in der Lage, freie Radikale zu neutralisieren.

Krebsvorbeugende und -hemmende Effekte: Chlorophyll bindet einige potenziell krebserregende Substanzen und kann so karzinogene Effekte blockieren, da sich auf diese Weise die Menge der Substanzen reduziert, die im Darm aufgenommen wird. Studien zeigen, dass Chlorophyll die Aktivität krebsfördernder Enzyme verringern kann! Tierversuche machen deutlich, dass Chlorophyll auch die Aktivität von krebshemmenden Enzymen erhöhen kann, und eine Laborstudie ergab, dass sich menschliche Darmkrebszellen nach der Behandlung mit Chlorophyll nicht weiter vermehren können.

Detox-Wirkung: Das Umweltgift Dioxin, von dem wir täglich geringe Mengen mit der Atemluft aufnehmen, entsteht bei jeder Art von Verbrennung. Es reichert sich natürlich auch in tierischem Gewebe an und wir nehmen es dann über (tierische) Lebensmittel zu uns. Der Verzehr von chlorophyll- und ballaststoffreichen Lebensmitteln wie Chlorella, grünem Blattgemüse, grünen Smoothies, Matcha (Grünteepulver) und Meeresalgen scheint gegen durch Dioxin verursachte gesundheitliche Störungen zu wirken, denn das enthaltene Chlorophyll bindet Dioxin im Verdauungstrakt und senkt so die Menge der Dioxin-Absorption im Darm. Solche Lebensmittel fördern also die Ausscheidung dieses Giftes aus dem Körper und wirken auch generell entgiftend.

Senkung des Blutzuckerspiegels: Um die Auswirkungen von Chlorophyll auf die Blutzuckerwerte zu beurteilen, wurde ein klassischer Glucosetoleranztest bei gesunden Männern im Alter von 21 bis 25 Jahren durchgeführt. Dieser ergab, dass Chlorophyll den glykämischen Index von Glucose (und wahrscheinlich auch anderer Lebensmittel) direkt beeinflussen kann. Außerdem ist bereits bekannt, dass andere chlorophyllähnliche Substanzen in grünem Blattgemüse die Glucose-Aufnahme reduzieren und so die Blutzuckerwerte senken. Die Vermutung liegt also nahe, dass chlorophyllreiches grünes Blattgemüse ein wertvoller Beitrag zur Ernährung ist. Möglicherweise kann der langzeitige Verzehr hoher Mengen Chlorophyll sogar sehr relevant für einen gesunden Blutzuckerspiegel sein.

Praktische Hinweise

Chlorophyll wird durch Erhitzen bei 60 bis 80 °C teilweise enzymatisch abgebaut: Das Grün des Chlorophylls bleicht sozusagen aus, wenn wir Blattgemüse kochen. Doch auch andere wertvolle Mikronährstoffe wie Magnesium oder Kalzium gehen ins Kochwasser über. Schütten Sie also das Kochwasser nicht weg, verwenden Sie es weiter für Saucen, Smoothies o. Ä. oder trinken Sie es. Kalt genossen, kann es sehr erfrischend sein! Durch Blanchieren oder die Zubereitung von grünem Blattgemüse im Dampfgareinsatz bleiben mehr sekundäre Pflanzenstoffe und Mikronährstoffe erhalten. Und des Weiteren gilt: Verwenden Sie lieber tiefgekühltes Gemüse als zu lang gelagertes.

Bei **frisch zubereiteten grünen Smoothies** bleibt das Chlorophyll durch die Zubereitung nicht bloß weitgehend erhalten, es kann von unserem Körper auch besser aufgenommen werden, dann die Zellulosewände der pflanzlichen Zellen werden beim Pürieren aufgebrochen (was durch Kauen nur zu einem deutlich geringeren Teil geschieht) – und das Chlorophyll und viele andere wertvolle Pflanzenstoffe sind damit leicht verfügbar. Wenn Sie Ihren grünen Smoothie auf Vorrat herstellen, lagern Sie ihn am besten im Kühlschrank und genießen Sie ihn zeitnah. Denn auch hier kann es, wenn das grüne Blattgemüse mit säurereichen Früchten zusammen püriert wurde, zum Abbau von Chlorophyll kommen.

Bewahren Sie frisches Gemüse länger auf, so kann es ausbleichen: Das Blattgrün verschwindet, weil durch Sauerstoff Enzyme aktiviert werden, die Chlorophyll abbauen. Genießen Sie grüne Gemüsepflanzen am besten sehr frisch vom Bauernmarkt oder aus dem Bioladen. Trinken Sie grüne Smoothies und essen Sie täglich grünes Gemüse, grünes Blattgemüse, frische grüne Salate und (Wild-) Kräuter. Auf Ihrem Teller sollte immer auch mindestens 1 Handvoll Grünes sein.

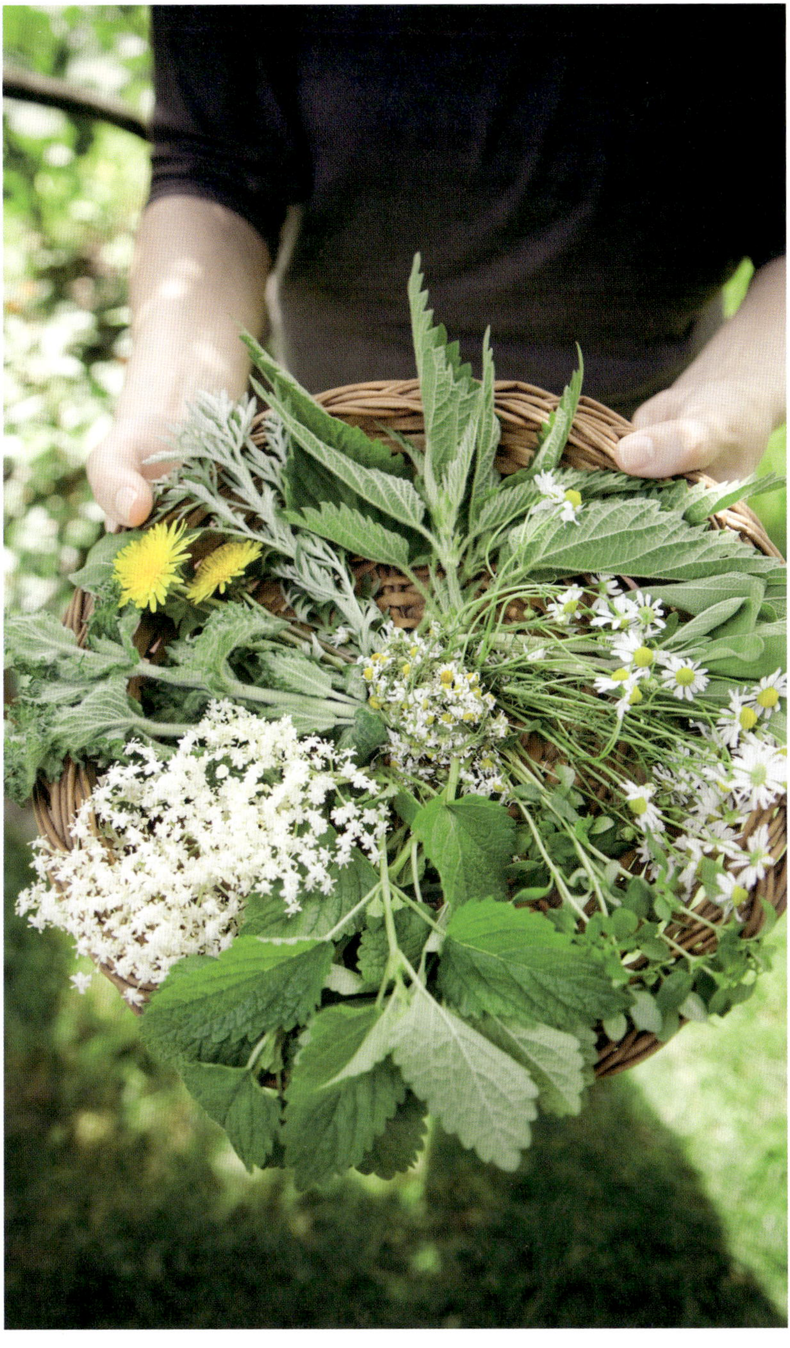

Grünkohl-Fantasie

Dieser Winter-Smoothie schenkt Ihnen eine Extraportion Chlorophyll und unzählige andere wertvolle sekundäre Pflanzenstoffe – für Vitalität, Gesundheit und Wohlbefinden!

Für 1 großes Glas

1 Handvoll frische Grünkohlblätter

2 Zesten und das Fruchtfleisch von 2 Bio-Orangen

1 Banane, in etwa 1 cm dicken Scheiben eingefroren

1 Stück Ingwerwurzel (etwa 1 cm lang)

250 ml Wasser

Vom Grünkohl die harten Stängel und Blattrippen entfernen und die Blätter grob hacken. Fruchtfleisch der Orangen grob filetieren und mit den restlichen Zutaten im Hochleistungsmixer cremig pürieren.

„Satt & grün"-Smoothie

Ideal als leichtes Frühstück oder Mittagessen, macht lange satt und ist superlecker!

Für 2 mittelgroße Gläser oder 1 sehr großes Glas

1 Banane

1 Handvoll Babyspinat

2 Datteln

5 große Blätter frische Zitronenmelisse

1 gestrichener TL Chiasamen

1 gestrichener TL geschälte Hanfsamen

250 ml Mandelmilch

½ TL Chlorella-Pulver

Die Banane grob in Stücke brechen, den Spinat grob hacken.
Alle Zutaten im Hochleistungsmixer cremig pürieren.

Tipp: Wenn Sie die Banane vorab in etwa 1 Zentimeter dicken Scheiben einfrieren und anschließend im Mixer mitpürieren, erhalten Sie eine köstlich erfrischende Mahlzeit.

Blau geeiste Kokos-Bananen-Merengada

Ein leckerer, farbenfroher Drink – im Sommer mit Kokosmilch-Eiswürfeln herrlich erfrischend!

Für 2 große Gläser

1 Dose Kokosmilch (400 ml)
400 ml Wasser
1½ reife Bananen, in etwa 1 cm dicken Scheiben eingefroren
2 Teelöffel Magic Blue (Spirulina-Blau; siehe Bezugsquellen, Seite 121) plus 2 Msp. zum Anrichten
2 Msp. Zimt zum Anrichten

Alle Zutaten im Hochleistungsmixer cremig pürieren.
Servieren In dekorative Gläser gießen und zusätzlich mit *Magic Blue* bestreuen. Genießen.

Orientalischer Spinatsalat

Herzhaft orientalisch kommt dieses Gericht daher – eine echte Abwechslung! Zwiebel und Chili schenken ihm eine feurig-pikante Note. Croûtons, Mandeln und Datteln sättigen. Ein Salat, der die Lebensgeister weckt und uns gesund hält durch die milde entgiftende Wirkung des Chlorophylls.

Für 4 Portionen

4 Handvoll frischer Babyspinat (etwa 150 g)

Dressing

½ rote Zwiebel
6 feste Datteln
Saft von ½ Zitrone
1 EL Apfelessig
4 EL Olivenöl
½ TL Cayennepfeffer oder mild-scharfes Chilipulver
Meersalz zum Abschmecken

Croûtons

70 g Mandeln
2 Pitabrote (am besten aus Vollkorn)

Vorbereitung Die Mandeln über Nacht einweichen und am nächsten Morgen die Haut abziehen.

Den Spinat waschen und trocken tupfen.

Für das Dressing die halbe Zwiebel fein würfeln und in eine Salatschüssel geben. Die Datteln in hauchdünne Scheiben schneiden und mit den Zwiebeln und den restlichen Dressing-Zutaten gut verquirlen. Das Ganze mit Salz würzen.

Den gewaschenen Spinat zu dem Dressing in die Schüssel geben.

Für die Croûtons Pitabrot in Würfel schneiden und die Mandeln grob hacken. Beides unter Rühren bei mittlerer Hitze in einer Pfanne ohne Fett 3 bis 5 Minuten anrösten.

Servieren Den Salat vermengen und die Croûtons mit den Mandelstücken darüberstreuen. Genießen.

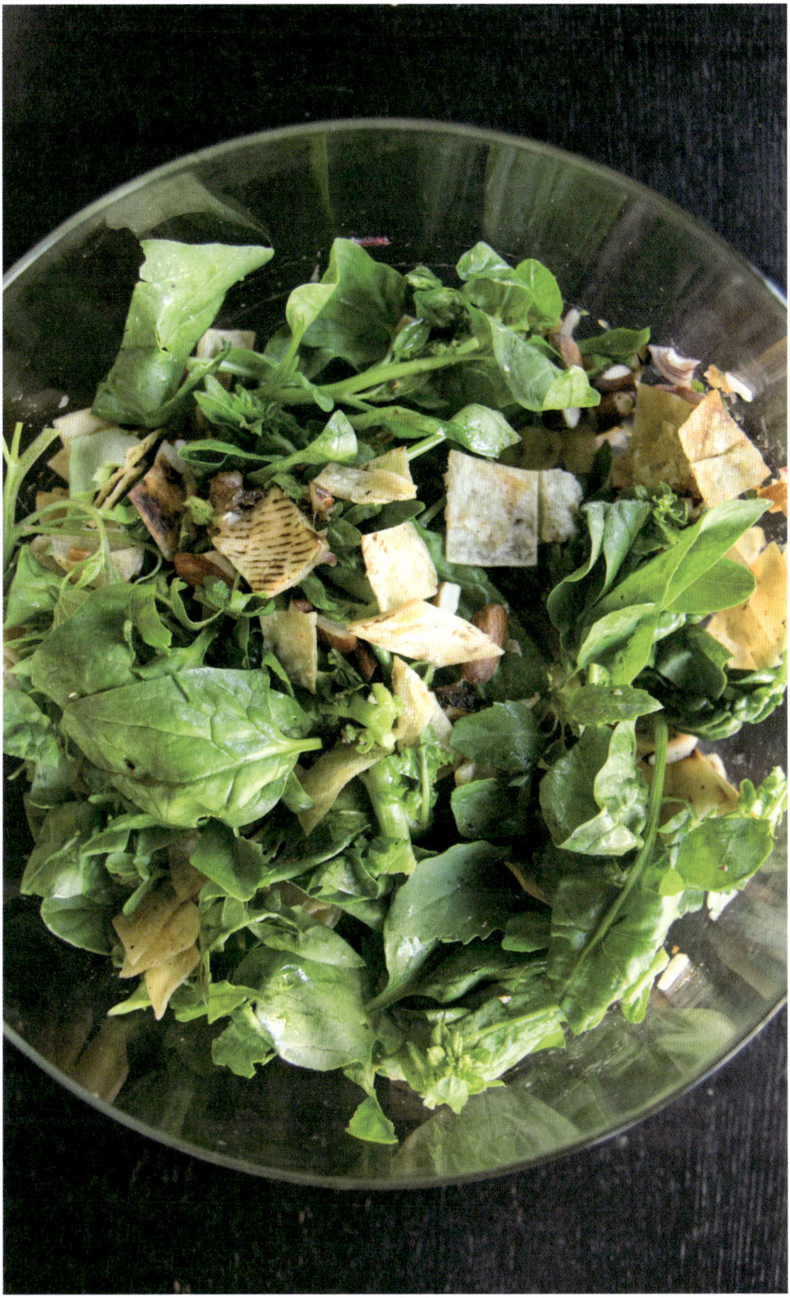

Chlorophyllhaltige Nahrungsergänzungsmittel (NEM)

Es gibt Chlorophyll in Form von Getränken oder Dragees u. v. m. von verschiedenen Herstellern zu kaufen, wobei es sich dabei meist um ein minderwertige Form von Chlorophyll handelt. Meiner Ansicht ist auch hier die Verwendung der ganzen Pflanze wegen der enthaltenen Symphonie an Inhaltsstoffen sinnvoller.

So gibt es eine ganze Reihe von Herstellern, die sehr unterschiedliche Qualitäten von Chlorella in Pulverform oder als Presslinge anbieten. Doch wichtig ist, dass es sich um hochwertiges und schadstofffreies Chlorella handelt. Diese Mikroalge ist das pflanzliche Lebensmittel mit dem höchsten Chlorophyll-Gehalt von bester Bioverfügbarkeit und reichlich Mikronährstoffen sowie sekundären Pflanzenstoffen. Chlorella liefert zudem noch eine beachtliche Menge an bioverfügbarem Vitamin B_{12}. Daher ist die Mikroalge für Veganer zu empfehlen, denn dieses Vitamin wird sonst allein über tierische Lebensmittel aufgenommen.

Jörg Ullmann, Diplom-Biologe und Geschäftsführer der Algenfarm in Klötze (siehe Bezugsquellen, Seite 121), schreibt dazu: *„Chlorella kann große Mengen Vitamin B_{12} – 100 bis 300 Mikrogramm pro 100 Gramm – enthalten. Allerdings nur, wenn die,richtigen' Bakterien und ausreichende Mengen Kobalt (das Zentralatom des Vitamins) während der Kultivierung vorhanden sind. Chlorella, die z. B. steril über Fermentation (etwa in Frankreich, Niederlande und Taiwan) hergestellt wird, enthält kein Vitamin B_{12}. Für Chlorella, das in Deutschland in einem Glasröhrensystem hergestellt wird, konnte 2017 erstmals gezeigt werden, dass in der Biomasse drei verschiedene Cobalamine enthalten sind: 76 Prozent Adenosylcobalamin, 14 Prozent Methylcobalamin (beide bioverfügbar) und 10 Prozent Hydroxocobalamin, das vom Körper in die bioverfügbare Form von Vitamin B_{12} überführt wird. Damit kann Chlorella eine gute Quelle für pflanzliches, bioverfügbares Vitamin B_{12} sein. Die empfohlene tägliche Verzehrmenge für Vitamin B_{12} in der EU liegt derzeit bei 2,5 Mikrogramm, d. h., 2,5 Gramm Chlorella (bei 100 Mikrogramm Vitamin B_{12} pro 100 Gramm) decken unseren Tagesbedarf an Vitamin B_{12}."*

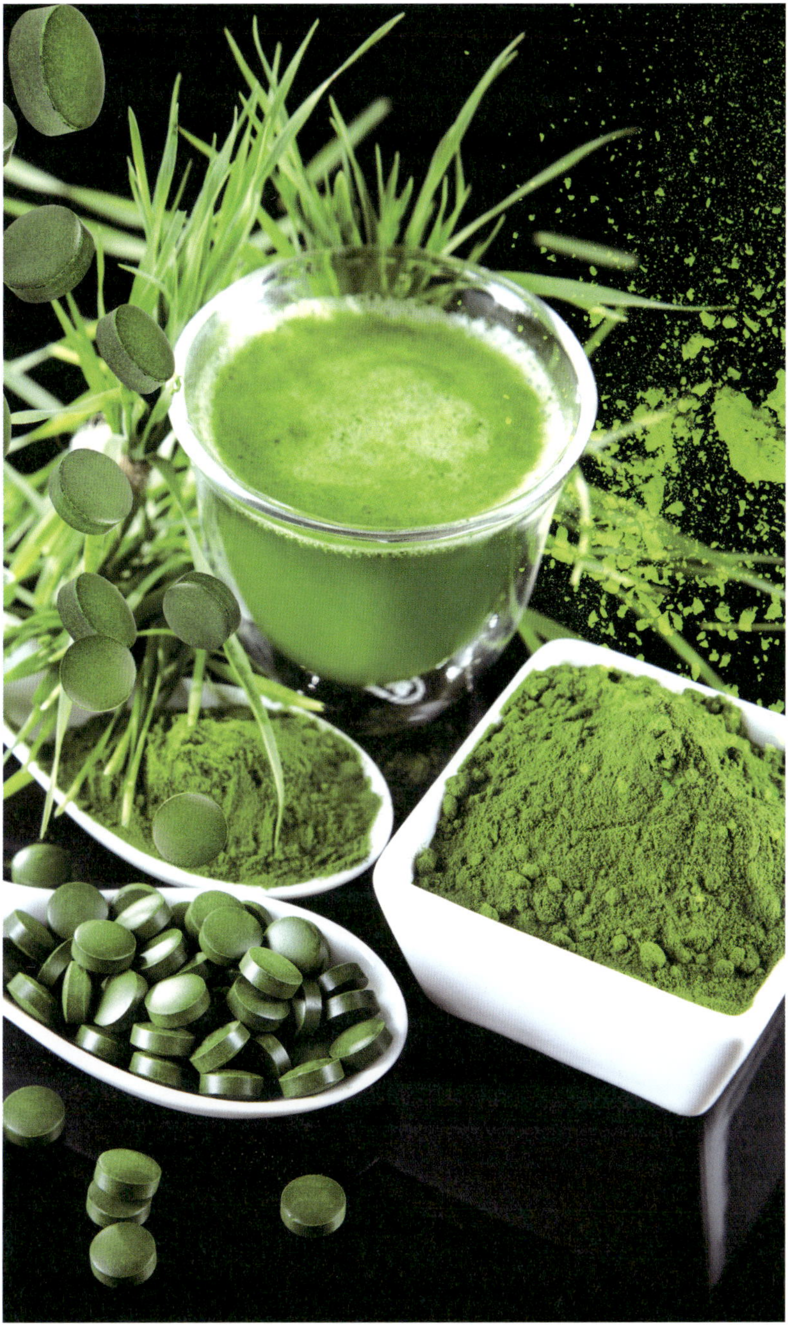

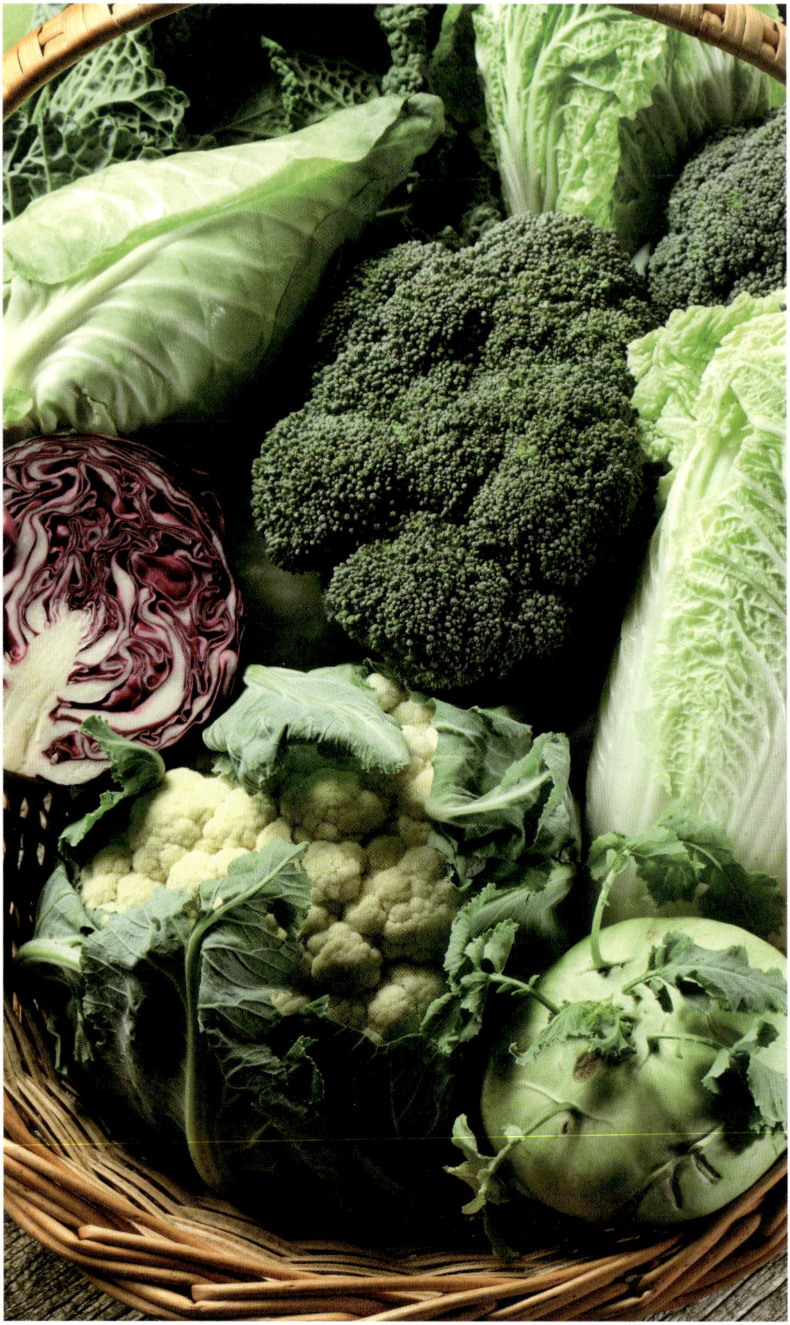

Glucosinolate – Die Heilkraft von Kohl & Co.

Kreuzblütengewächse, auch *Brassicaceae* oder *Cruciferae* genannt, sind äußerst reich an Mikro- und Phytonährstoffen: Neben Glucosinolaten enthalten sie die Carotinoide Betacarotin, Lutein und Zeaxanthin, zudem Vitamin C, E, K und Folsäure, des Weiteren Mineral- sowie Ballaststoffe – all diese Inhaltsstoffe in ihrem Zusammenspiel haben beeindruckende gesundheitsfördernde Wirkungen.

Doch es sind die Glucosinolate der Kreuzblütler, die die Brunnenkresse in der europäischen Volksmedizin zum „blutreinigenden" Mittel machten. Heute weiß man, dass dieser Effekt wohl auf das Allylisothiocyanat und dessen antibiotische Wirkung zurückzuführen ist. Rettichpresssaft wird traditionell bei Blähungen und Verdauungsbeschwerden eingesetzt, und im alten Rom verwendete man Rettichöl zur Behandlung von Hauterkrankungen. Kohlwickel lindern Gelenkbeschwerden. Dafür walzten unsere Großmütter die Kohlblätter mit einem Nudelholz. Heute weiß man: Beim Pressen, Walzen, Schneiden (und natürlich auch beim Kauen und bei der Verdauung) entstehen durch enzymatische Prozesse als „Senföle" bezeichnete Abbauprodukte der Glucosinolate. Dazu zählen Thiocyanate, Isothiocyanate, Nitrile und Indole – dies sind allesamt biologisch aktive Verbindungen.

Senföle sind auch für den scharf-würzigen und teilweise bitteren Geschmack und Geruch von Rucola, Meerrettich, Kohl, Kresse u. v. m. verantwortlich und sollen mitunter dafür sorgen, dass sich keine Abfallprodukte im Körper ablagern. Glucosinolate sind stickstoff- und schwefelhaltige Moleküle, bislang hat man etwa 120 unterschiedliche gefunden. Das Glucosinolat Sulforaphan wurde umfangreich auf dessen krebshemmende Wirkungen hin untersucht und hat sich bewährt.

Lebensmittel, die Glucosinolate enthalten

Glucosinolate machen bis zu 1 Prozent der Trockenmasse der Kreuzblütler-Gemüse aus. Natürlich gibt es auch hier große sortenbedingte Unterschiede: In 100 Gramm frischem Brokkoli finden sich 50 bis 100 Milligramm Glucosinolate. Brokkolisprossen weisen die 10- bis 100-fache Menge auf. Es gilt: Je jünger und frischer eine Pflanze, desto höher der Glucosinolat-Gehalt. Wildformen der genannten Pflanzen können dabei den Gehalt von Gemüse aus Züchtungen um den Faktor Tausend übersteigen. Essbare Kreuzblütlergewächse wachsen in jeder Klimazone, auch unter den Wildkräutern (in Mitteleuropa beispielsweise Jakobs-Greiskraut, Rucola, Silberblätter, Blaukissen und Gänsekresse). Weiterhin gehören zu den an Glucosinolat reichen Obst- und Gemüsesorten, Salaten und Kräutern u. a. folgende:

- **Blattgemüse:** Blattkohl, Grünkohl, Pak Choi
- **Obst:** Papaya
- **Salate und Kräuter:** Brunnenkresse, Kresse, Radieschengrün
- **Wurzelgemüse:** Meerrettich, Radieschen, Rüben, Steckrüben

Tabelle: Glucosinolat-Gehalt der wichtigsten Kreuzblütergemüse (roh und gekocht)

(in Milligramm pro 100 Gramm Lebensmittel)

Lebensmittel	Glucosinolat-Gehalt
Blumenkohl, roh	12–79*
Blumenkohl, gekocht	42**
Brokkoli, roh	19,3–128
Brokkoli, gekocht	37
Brunnenkresse, roh	95
Grünkohl, roh	7–317
Grünkohl, gekocht	69
Kohlrabi, roh	20–109
Kohlrabi, gekocht	73
Kresse, roh	121–658
Meerrettich, roh	160

Lebensmittel	Glucosinolat-Gehalt
Pak Choi, roh	18–55
Rosenkohl, roh	80–446
Rosenkohl, gekocht	124–148
Rotkohl, roh	27–77
Rotkohl, gekocht	54,8
Steckrüben, roh	21–141
Steckrüben, gekocht	29
Weißkohl, roh	9–90
Weißkohl, gekocht	79

* Die Ziffern mit Bindestrich bezeichnen Minimal- und Maximalwert.
** Die einzelnen Ziffern bezeichnen den durchschnittlichen Wert.
(Nach: McNaughton, S. A., und G. C. Marks: *„Development of a food composition database for the estimation of dietary intakes of glucosinolates, the biologically active constituents of cruciferous vegetables“*, in: *British Journal of Nutrition*, 90. Jahrgang, Ausgabe 3/2003, S. 687–697)

Gesundheitsfördernde Wirkungen

Die in Gemüse und Blättern der Kreuzblütengewächse enthaltenen wertvollen Nährstoffe sind zweifellos sehr nützlich für unsere Gesundheit. Eine Ernährung, die reich an Mikronährstoffen, sekundären Pflanzenstoffen und Ballaststoffen ist, das kann man nicht oft genug betonen, die beste Art, für die eigene Gesundheit zu sorgen. In der Ernährungswissenschaft ist man stets bestrebt, Stoffe in Lebensmitteln aufzuspüren, die Krankheiten heilen. Und so gibt es auch zu den Glucosinolaten zahlreiche Studien, die ihre Heilwirkungen belegen.

Krebsvorbeugende und -hemmende Wirkung: Die Glucosinolat-Abbauprodukte Indol-3-Carbinol, Diindolylmethan und Sulforaphan wurden am häufigsten in Bezug auf ihre krebshemmenden Wirkungen untersucht. Diese und andere biologisch aktive Glucosinolat-Verbindungen haben insbesondere in Tierversuchen die Entwicklung von Krebs in verschiedenen Organen (Blase, Brust, Dickdarm, Leber, Lunge und Magen) verlangsamt oder sogar gestoppt. Diese Effekte beinhalten laut Tierversuchen und Laborexperimenten Folgendes: Krebserregende Substanzen wurden inaktiviert; körpereigene Anti-Krebs-Enzyme aktiviert; der Zelltod (Apoptose) von Krebszellen ausgelöst; die Bildung von Tumor-Blutgefäßen (Angiogenese) wurde ebenso gehemmt wie die Metastasenbildung; die Zellen wurden vor DNA-Schäden geschützt; Bakterien und Viren wurden abgetötet und Entzündungen abgewehrt bzw. geheilt.

Brustkrebsvorbeugende und -hemmende Wirkung: Eine Metaanalyse aus 13 Studien, die in der Zeit von Anfang der 1980er-Jahre bis 2010 mit insgesamt knapp 19 000 Probandinnen hauptsächlich in den USA und China durchgeführt wurde, zeigte eine 15-prozentige Herabsetzung des Brustkrebsrisikos durch den Verzehr von Kreuzblütlergemüse. Andere Studien sprechen von 25-prozentiger Reduktion. Die Analyse hat insbesondere ein signifikant verringertes Risiko für Frauen nach der Menopause, aber nicht vor der Menopause festgestellt. Es geht hier also um die Krebsvorbeugung und die Abwendung der Neuentstehung von Krebs. Direkte Hinweise auf eine Heilung von akuten Krebserkrankungen konnte ich im Kontext von Brustkrebs nicht finden.

Detox-Wirkung: Der alternative Ernährungsexperte David Wolfe schreibt in seinem Buch *Longevity Now*, dass Gemüse von Kreuzblütengewächsen aller Art sehr wichtig für die Zukunft sind, weil sie helfen, synthetische Kunststoffe und Xenoestrogene aus dem Körper auszuleiten. Er bezieht sich dabei auf die vermehrte Umweltbelastung und vielfältige Aufnahme von Mikroplastik durch Lebensmittel sowie Bisphenolen aus Plastikflaschen, Pestiziden u. v. m. Xenoestrogene sind synthetisch hergestellte chemische Verbindungen mit östrogenartiger Wirkung. Östrogene sind natürliche Hormone im weiblichen und auch teilweise im männlichen Hormonsystem. Wenn sie in normaler Menge vorhanden sind und durch Progesteron ausgeglichen werden, entsteht ein hormonelles Gleichgewicht und wir sind gesund.

Ein Mangel an Progesteron kann bei normalem Östrogenspiegel genauso zu einem Ungleichgewicht führen wie ein Überschuss an Östrogen bei normalem Progesteronspiegel (Östrogendominanz). Diese Disbalance kann zu Allergien, Angstzuständen, Depression, Haarausfall, Gedächtnisproblemen und sogar zu Osteoporose, Brustkrebs etc. führen. Mehr zu diesem Thema finden Sie z. B. in *Dr. John Lee's Hormone Balance Made Simple* von Dr. John Lee und Virginia Hopkins.

Xenoöstrogene beeinflussen den Östrogenspiegel negativ: Sie verändern das Gleichgewicht des Hormonsystems und können so die Gesundheit schädigen. Zu den Xenoöstrogenen zählen z. B. Bisphenol A (BPA), PCB, Phthalate, sie sind aber auch in Pestiziden und Lösungsmitteln wie Aceton (in Nagellackentferner) enthalten. Die Gesundheitsgefahren, die auf diese Weise für Tier und Mensch entstehen, werden seit einigen Jahren kontrovers diskutiert. Das Problem mit den Xenoöstrogenen ist, dass sie sich im Gewebe anreichern können. Wie man sie effektiv ausleitet, ist also eine brennende Frage für die Erhaltung der Gesundheit, und ein erhöhter Verzehr von Kreuzblütler-Gemüse könnte hier unterstützend wirken. Hochwertiges Quellwasser aus Glasflaschen hilft ebenfalls bei der natürlichen Entgiftung des Körpers.

Vorsicht! Gefahr der Kropfbildung: Einige Isothiocyanate sowie Thiocyanate besitzen eine schwach goitrogene Wirkung. Das bedeutet, dass diese Verbindungen mit Jod um die Einlagerung in der Schilddrüse konkurrieren können. Auf die verminderte Einlagerung von Jodid, das zur Synthese der Schilddrüsenhormone benötigt wird, reagiert die Schilddrüse mit vermehrtem Zellwachstum, was zur Kropfbildung führt. Ökotrophologe Dr. Bernhard Watzl ist, wie er in *Bioaktive Substanzen in Lebensmitteln* schreibt, allerdings der Ansicht, dass zur Auslösung eines „Kohlkropfes" neben einer unzureichenden Jodversorgung über längere Zeiträume (mehrere Monate) täglich mindestens 400 Gramm Weißkohl, 2 Kilogramm Chinakohl oder 2,8 Kilogramm Rettich verzehrt werden müssten. Und das ist sehr unwahrscheinlich bei einer normalen, ausgewogenen Ernährung.

Ich denke, dass es möglich wäre, dass ein hoher und regelmäßiger Verzehr von Brokkolisprossen (und Nahrungsergänzungsmitteln, die Brokkolisprossen enthalten) oder frischen rohköstlichen Kohlgemüsesäften durch Entsaften von Weißkohl oder Grünkohl – z. B. im Rahmen einer langen „Detox-Kur" – insbesondere in Verbindung mit Jodmangel ein erhöhtes Risiko für Kropfbildung mit sich bringen könnte.

Praktische Hinweise

Egal, um welche Kohlgemüsesorte es sich handelt: Wenn man sie kocht, sinkt der Glucosinolat-Gehalt um 35 bis 60 Prozent (siehe Tabelle Seite 82 f.). Das liegt daran, dass Glucosinolate sehr hitzeempfindlich sind und zudem beim Kochen viele sekundäre Pflanzenstoffe in Kochwasser übergehen. Erstaunen mag es, dass der Gehalt an Glucosinolaten in fermentiertem Kohlgemüse wie Weißkohl (Sauerkraut) gleich Null ist. Daher lohnt es sich, Gemüse wie Brokkoli und Blumenkohl roh zu verzehren oder nur kurz in einem Dampfeinsatz gegart, also bissfest zu genießen.

Von allen glucosinolatreichen Gemüsen und sogar von allen grünen Blattgemüsen ist Grünkohl (da er einen nicht allzu starken Eigengeschmack mitbringt) perfekt für frische Smoothies geeignet, für die er mit leckeren reifen Früchten kombiniert wird. Außerdem hat er ein hervorragendes Nährstoffprofil: Er ist reich an Ballaststoffen, Chlorophyll, Vitamin C, Magnesium, Kalzium u. v. m.

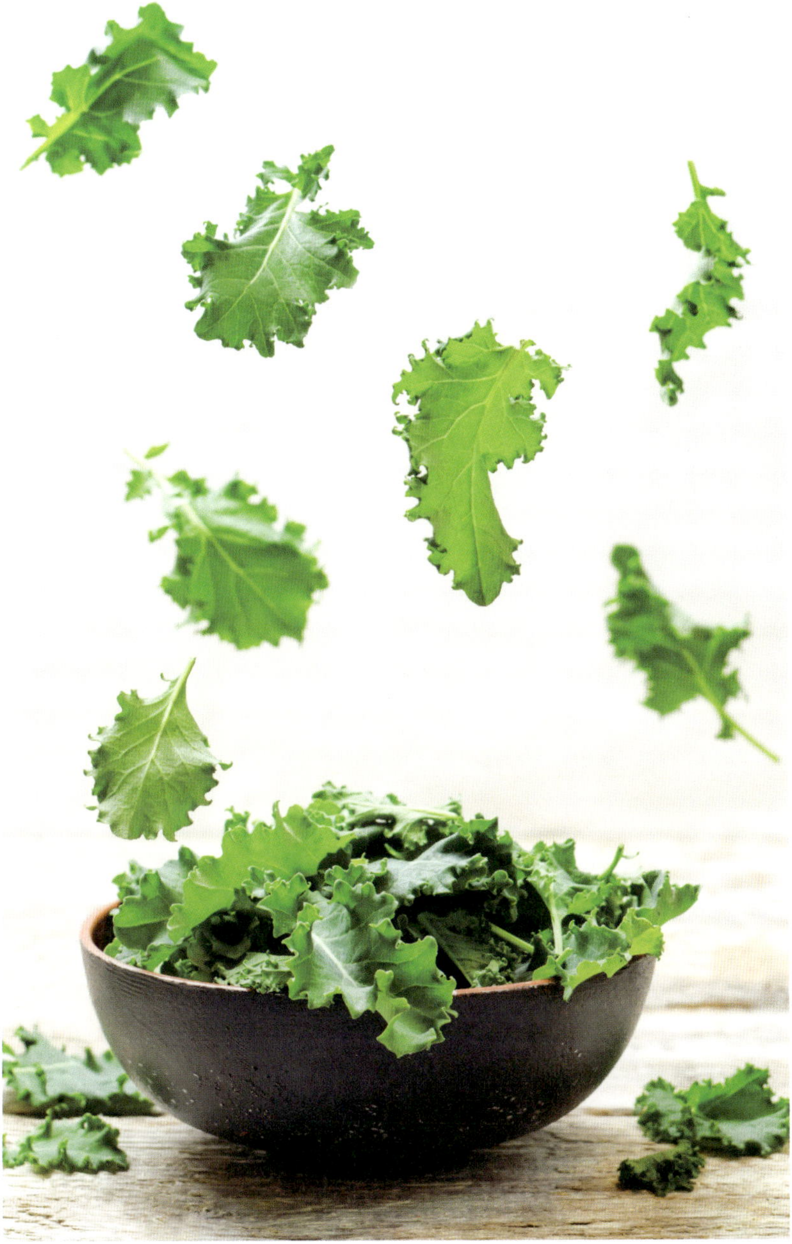

Tropentraum-Smoothie

Genießen Sie ein Strandgefühl gemeinsam mit Ihren Liebsten – ein leckerer Detox-Augenblick mit Glucosinolaten und Enzymen der Papaya!

Für 2 Gläser

½ kleine Papaya
½ kleine Mango
250 ml Kokoswasser
8 Eiswürfel
Papayakerne zum Anrichten (nach Wunsch und Geschmack)

Das Fruchtfleisch von Papaya und Mango grob in Stücke schneiden und mit Kokoswasser im Mixer cremig pürieren.

Den Smoothie in Gläser füllen, Eiswürfel und Papayakerne dazugeben und genießen.

Tipps: Lassen Sie das Kokoswasser zuvor über Nacht in der Eiswürfelform gefrieren und mixen Sie es dann mit den Früchten gut durch, so erhalten Sie einen geeisten Smoothie.

Mixen Sie 1 gehäuften Teelöffel Papayakerne – Sie sind besonders reich an Glucosinolaten! – pro Glas mit und servieren Sie den Smoothie mit einem Löffel.

Achtung! Die Papayakerne haben eine meerrettichähnliche Schärfe.

Frieren Sie den Smoothie über Nacht in Stieleisformen ein – zur gesunden Freude Ihrer Kleinen.

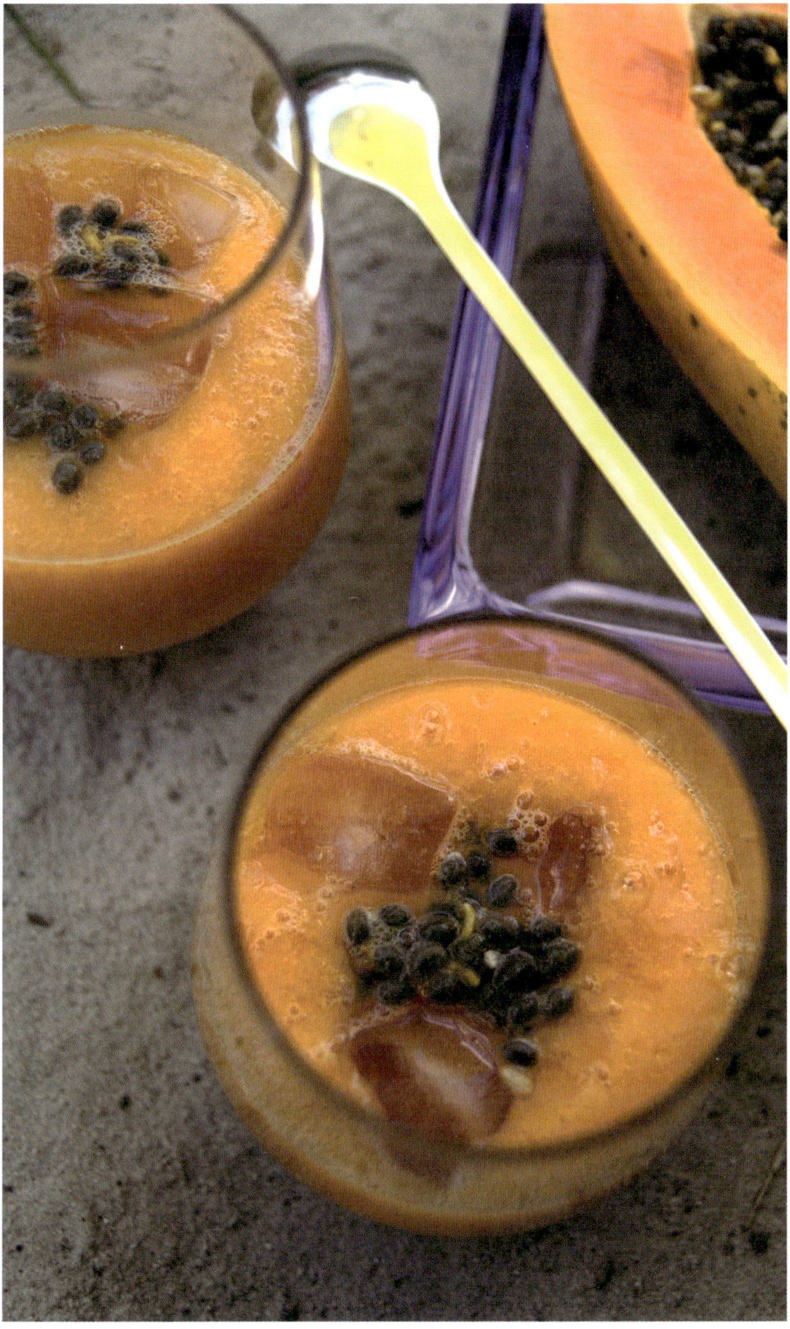

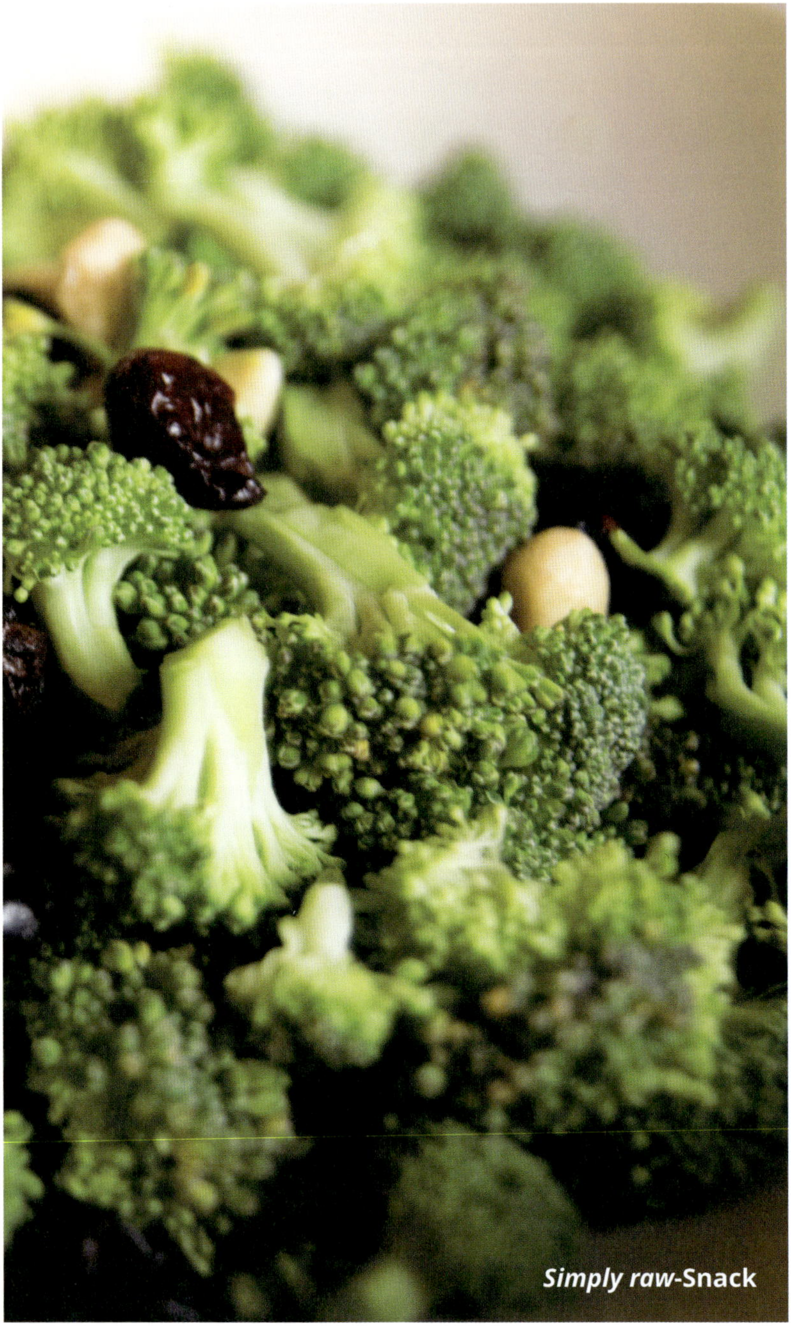
Simply raw-Snack

Smoothie brokkolicious

So versorgen Sie sich und Ihre Lieben mit Glucosinolaten, auch wenn sie ausgemachte Brokkoli-Muffel sind: Die fruchtigen Komponenten verstecken hier den Kohlgeschmack. – Das schmeckt unendlich lecker und ist gesund!

Für 2 Portionen

1 Apfel
½ Gurke
¼ Mango
1 Handvoll Brokkoliröschen
Saft von ½ Zitrone
1 gestrichener EL Chiasamen
300 ml Wasser
etwas Süße (wahlweise und nach Geschmack; z. B. Honig, Agaven-, Apfel-, Birnendicksaft, Ahornsirup)

Den Apfel mit Schale und Kerngehäuse achteln, die Gurke und das Mangofleisch grob in Stücke schneiden.

Alle Zutaten im Hochleistungsmixer cremig pürieren.

Simply raw-Snack

Statt Gemüsechips oder Studentenfutter gibt es jetzt, einmal rohen Brokkoli zum Naschen! Rustikal und einfach, dabei Nahrung für Körper und Seele.

Für 4 Portionen

2 Handvoll Brokkoliröschen
1 Handvoll Cashewkerne
1 Handvoll getrocknete Cranberrys

Die Brokkoliröschen in eine Salatschale oder einen tiefen Teller geben. Dann mit den Fingern oder einem Messer in kleinere Röschen zerteilen.

Cashewkerne und Cranberrys dazugeben und alles gut vermengen.

Tipps: Verwenden Sie statt der Cashewkerne Mandeln oder beträufeln Sie das Ganze mit dem Saft von ½ Zitrone sowie mit etwas Sojasauce und servieren Sie es als Salat.

Radieschenblätter-Dip

Dieser Dip bringt Farbe auf den Tisch – perfekt zum Abendbrot oder zum Grillen. Er ist nicht nur reich an Glucosinolaten, sondern enthält auch eine große Portion Chlorophyll und ist damit ein ultimatives Detox-Food!

Für 4 Portionen

2 gehäufte EL geschälte Sonnenblumenkerne
Blätter von 1 Bund Radieschen
2 EL kalt gepresstes Hanföl, Leinsamenöl oder Olivenöl (nach Geschmack)
4 Zesten und Saft von ½ Bio-Zitrone
1 TL Honig (alternativ Apfel- oder Birnendicksaft)
½ Knoblauchzehe
Meersalz und frisch gemahlener schwarzer Pfeffer zum Abschmecken
1 gehäufter EL gehackte Pinienkerne zum Anrichten

Die Sonnenblumenkerne trocken im Hochleistungsmixer zu Mehl verarbeiten.

Die Radieschenblätter waschen und mit den restlichen Zutaten (außer den Pinienkernen) ebenfalls in den Mixer geben. Alles cremig pürieren.

Den fertigen Dip in eine kleine Schale geben und mit Salz und Pfeffer würzen.

Servieren Die Pinienkerne über den Dip streuen.

Tipp: Mit Radieschen und Brot servieren oder als Aufstrich verwenden.

Glucosinolathaltige Nahrungsergänzungsmittel (NEM)

Es sind NEM mit Indol-3-Carbinol und Sulforaphan erhältlich, wobei es sich dabei meist um Gemüseextrakte (vorwiegend aus Brokkolisprossen) handelt. In manchen Produkten sind auch nur isolierte Wirkstoffe enthalten. Doch es ist die Symphonie der wertvollen Inhaltsstoffe der Kreuzblütengewächse, die ihre Heilwirkungen ausmacht. Einzelne Substanzen können in zu hoher Dosierung sogar negative Effekte haben. Nehmen Sie ein solches NEM ein, empfehle ich Ihnen, es mit einem grünen Smoothie, den Sie mit Grünkohl oder Brokkoli zubereitet haben, zu sich zu nehmen, so ist es besser verträglich. Sie können das NEM einfach mit einem Schluck Wasser einnehmen und anschließend einen frischen grünen Smoothie genießen. Achten Sie grundsätzlich auf gesunde Jodquellen in Ihrer Ernährung.

Um eine Kropfbildung zu vermeiden, dosieren sie diese Nahrungsergänzungen nicht zu hoch. Mit einem Grünkohl-Smoothie täglich setzen Sie sich der Kropfgefahr auf keinen Fall aus. Falls Sie dennoch den Eindruck haben, dass sich Ihre Schilddrüse vergrößert (was Sie am Halsumfang bemerken), lassen Sie zuerst einmal die Nahrungsergänzungsmittel weg, und nehmen Sie, wenn das nichts verändert, weniger glucosinolatreiche Lebensmittel oder Nahrungsergänzungen zu sich.

Curcuminoide – Das gesunde Gelb der Kurkumawurzel

Sie stehen im Fokus jüngster Forschung, die Curcuminoide. Hierbei handelt es sich um die biologisch aktiven Polyphenole Curcumin, Desmethoxycurcumin und Bisdesmethoxycurcumin. Curcuminoide sind fettlösliche Pigmente, die stabil sind bei hohen Temperaturen und in Säuren, jedoch instabil unter alkalischen Bedingungen (im säurearmen basischen Bereich, z. B. in Kombination mit hohen Mengen von Mineralstoffen wie Kalzium) und in Anwesenheit von Licht. Es ist das Curcumin, das der Wurzel und dem Gewürzpulver der Kurkumapflanze ihre typisch orangegelbe Farbe gibt.

Das Lebensmittel, das Curcuminoide enthält

Curcuminoide kommen ausschließlich in der Wurzel der Pflanze *Curcuma longa* vor. Als Gewürzpulver ist die getrocknete, gemahlene Wurzel aus der asiatischen Küche gelb, die mittlerweile auch im Biohandel erhältliche frische Wurzel ist orangefarben. „Gelbwurz", wie die mehrjährige tropische Pflanze aus der Familie der Ingwergewächse (*Zingiberaceae*) auch genannt wird, stammt aus Süd- und Südostasien und wurde Ende des 1. Jahrhunderts n. Chr. von Indien aus in den Mittelmeerraum gebracht. Heute sind vor allem Vietnam, Südchina und Indien die wichtigsten Anbauregionen für den weltweiten Handel.

Kurkuma wird in Asien schon lange als Gewürz-, Färbe- und Heilmittel geschätzt. Das ist insbesondere in Indien so, wo es in Mengen von 1,5 bis 2 Gramm täglich konsumiert wird. Im Ayurveda wird die Kurkumawurzel seit mehr als 2000 Jahren ihrer Heilwirkungen wegen geschätzt und auch die chinesische Medizin erkennt und nutzt sie seit langer Zeit. Bei uns hat Kurkuma bislang – außer als Lebensmittelfarbstoff (E100) – leider kaum Relevanz in der Ernährung. Dennoch wächst auch hierzulande das Interesse an den Curcuminoiden in Form von Arzneien und Nahrungsergänzungen (siehe Seite 104), denn neuste wissenschaftliche Erkenntnisse weisen auf ihre vielversprechenden Heilwirkungen hin.

Kurkumapulver enthält, je nach Herkunft, zwischen 2 und 11 Gramm Curcuminoide pro 100 Gramm, also kann man durchschnittlich von 5 Gramm Curcuminoiden pro 100 Gramm Kurkumapulver ausgehen. Die frische Wurzel soll angeblich nur etwa 3 Gramm Curcuminoide pro 100 Gramm enthalten.

Gelbwurz enthält außerdem eine ganze Reihe weiterer wertvoller sekundärer Pflanzenstoffe, Mikronährstoffe, 2 bis 7 Prozent ätherische Öle sowie Fettsäuren und Aminosäuren.

Gesundheitsfördernde Wirkungen

Antioxidative Wirkung: Curcuminoide verbessern die Produktion körpereigener Antioxidantien und wirken selbst antioxidativ. Bei Stoffwechselkrankheiten konnten bemerkenswerte antientzündliche und antioxidative Wirkungen durch Curcuminoide nachgewiesen werden. Die Dosierungen schwankten hier je nach Studie zwischen 1 und 6 Gramm Curcuminoide pro Tag. Curcuminoide verbessern sowohl bei gesunden als auch erkrankten Menschen die antioxidative Balance (siehe Info-Kasten Seite 14 f.).

Entzündungshemmender Effekt: Curcuminoide wirken erstaunlich positiv auf unterschiedliche Entzündungsparameter. Die Wissenschaft bestätigt, was die traditionelle Anwendung seit vielen Jahrhunderten zeigt: Interleukin-6 (IL-6) reguliert Entzündungsreaktionen im Körper, zu viel davon im Blut deutet auf erhöhte Entzündungswerte hin. Eine Metaanalyse aus dem Jahr 2016 stellte die signifikante Reduktion auf zirkulierende Konzentrationen von IL-6 durch bei einer festgelegten Gabe von Curcuminoiden über einen bestimmten Zeitraum fest. Deutlich wurde dabei: Je höher der Entzündungsgrad, desto wirkungsvoller war der hemmende Effekt durch Curcuminoide. Weitere Studien zeigen, dass die Konzentration von sogenanntem C-reaktiven Protein (CRP), das bei Entzündungen nachweisbar ist, durch Curcuminoide gesenkt wird.

CRP gilt als äußerst zuverlässiger und frühzeitiger Indikator für entzündliche gewebszerstörende Prozesse. Curcuminoide beeinflussen außerdem noch weitere Biomarker für Entzündungen. Was deutlich für die entzündungshemmende Wirkung von der Kurkumawurzel spricht, sind die jüngsten Ergebnisse der Saarbrücker Forscherinnen Professorin Alexandra K. Kiemer und Dr. Jessica Hoppstädter aus dem Jahr 2016. Curcumin ruft demnach eine dem Kortison ähnliche Wirkung hervor, jedoch ohne die Nebenwirkungen, die bei der Gabe von Kortison entstehen. Allerdings werden solche Wirkungen nur durch hoch bioverfügbare Curcumin-Gaben und nicht über die normale Ernährung erreicht.

Schmerzstillende Wirkung: Im Jahr 2016 ergab eine Metaanalyse mit 600 Probanden, dass Curcuminoide eine schmerzstillende Wirkung besitzen. Diese wurde als unabhängig von der verabreichten Dosis und Dauer der Behandlung festgestellt. Die Curcuminoide waren zudem in allen ausgewerteten Versuchen sicher und gut verträglich. 2017 wurden in einer weiteren Metaanalyse die Ergebnisse einer Studie ausgewertet, bei der Curcuminoide zur Behandlung von *Ostheoarthritis* (Arthrose) im Knie bei knapp 800 Probanden in Asien eingesetzt wurden. Im Vergleich zu Placebo-Gaben reduzierten die Curcuminoide den Knieschmerz deutlich und verbesserten die Lebensqualität. Der Arzneiwirkstoff Ibuprofen wirkte im Vergleich zwar noch effektiver, doch es ist nicht frei von Nebenwirkungen. Curcuminoide haben bislang keinerlei unerwünschte Nebenwirkungen gezeigt und sind demnach langfristig gesehen möglicherweise eine bessere Wahl als solche Schmerzmittel.

Krebsvorbeugende und -hemmende Effekte: In zahlreichen Zellkulturstudien im Labor wurde die krebshemmende Wirkung von Curcuminoiden nachgewiesen. Es zeigte sich, dass Curcuminoide eine deutlich das Tumorwachstum hemmende Wirkung bei Lungenkarzinomen, Leberkarzinomen, Magen-, Darm-, und Bauchspeicheldrüsenkrebs, Prostata-, Brust- und Eierstockkrebs, Melanomzellen, Gehirntumoren und Leukämie haben. Außerdem fördern Curcuminoide die Apoptose (den programmierten Zelltod) bei einer Vielzahl unterschiedlicher Krebserkrankungen. Curcumin ist ein beispielhafter sekundärer Pflanzenstoff und hat in Laborstudien hohes Antikrebspotenzial bewiesen – was jedoch nicht viel aussagt über die Wirkung auf den Gesamtorganismus „Mensch". Das mag an der geringen Bioverfügbarkeit des Curcumins liegen. In Zellstudien finden die Curcuminoide direkten Zugang zum entsprechenden Testgewebe. Im komplexen menschlichen Organismus hingegen kommen sie meist nicht dort an, wo sie gebraucht werden. Daher ist eine Förderung der Bioverfügbarkeit, etwa durch das in schwarzem Pfeffer enthaltene Piperin, für die gesundheitliche Wirkung von Curcumin empfehlenswert.

Traditionelle Anwendungen: In der Volksmedizin wird Kurkuma bei Blähungen, Verdauungsbeschwerden, Durchfall, Magenschleimhautentzündungen sowie Störungen der Gallesekretion eingesetzt. Außerdem kann es bei Fieber, Infektionen, Arthritis, Kreislaufstörungen, Allergien, Asthma, Ekzemen, Schuppenflechte und Fußpilz Verwendung finden.

Praktische Hinweise

Für Ihre curcuminoidreiche Ernährung sollten Sie auf qualitativ gute und frische Kurkumawurzeln in Bioqualität achten: Frisch sind die Wurzeln, wenn die frische Bruchstelle der Wurzel eine tief orangene Farbe zeigt. Ich empfehle, die frische Wurzel zu verwenden, denn sie hat noch keine Verarbeitungsprozesse durchlaufen und enthält deshalb eine ganze Fülle an bioaktiven Substanzen mit besserer Bioverfügbarkeit. Alternativ eignet sich aber auch Kurkumapulver in Bioqualität. Der Duft von gelbem Kurkumapulver ist schwach aromatisch-würzig, der Geschmack leicht herb bis bitter. Die frische Wurzel hat im Gegensatz zum getrockneten Pulver eine leicht scharfe ingwerähnliche Note und ist innen orangefarben. Als Gewürz wird Kurkuma in der indischen und thailändischen Küche verwendet.

In Mitteleuropa findet es sich vorwiegend in Gewürzmischungen, so ist es mit 20 bis 30 Prozent in indischem Currypulver enthalten und schenkt ihm seine goldgelbe Farbe. Curry-Mischungen enthalten allerdings wohl nur 0,2 bis 0,4 Gramm Curcuminoide pro 100 Gramm. Die Bioverfügbarkeit der Curcuminoide wird in einer Curry-Mischung allerdings durch die im schwarzen Pfeffer enthaltenen Piperine und weitere biologisch aktive chemische Verbindungen anderer Gewürze stark erhöht. Curcuminoide sind *nicht* wasserlöslich, weshalb Sie Kurkuma stets mit Fett zu sich nehmen sollten. Kombinieren Sie Kurkuma in Ihrem Lieblingsgericht also am besten mit reichlich schwarzem Pfeffer und gesundem Öl.

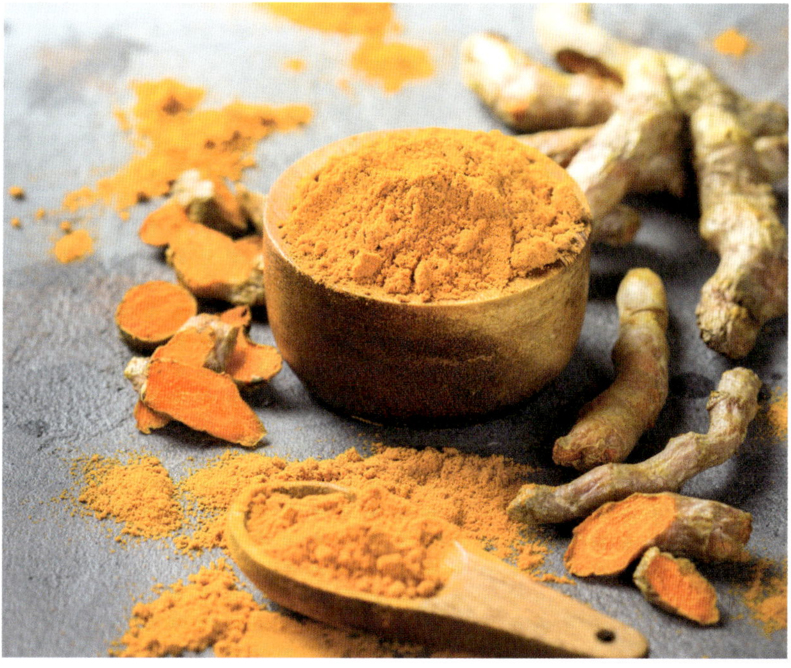

Kokos-Kurkuma-Shake

Erfrischend exotisch, leicht und lecker ... wie ein alkoholfreier Cocktail!

Für 1 großes Glas

4 kleine Datteln
1 EL Chiasamen
1 Prise frisch gemahlener schwarzer Pfeffer
1 Stück frische Kurkumawurzel (etwa 2 cm lang; oder 2 gestrichene TL Kurkumapulver)
250 ml Kokoswasser
100 ml Kokosmilch
4 Zesten und Saft von ½ Bio-Zitrone

Alle Zutaten im Hochleistungsmixer cremig pürieren.

Tipp: Den Shake können Sie auch mit Eiswürfeln genießen.

Kurkuma-Latte vegan

Für ein Plus an Energie an heißen und an kalten Tagen: Diese Latte schenkt Curcuminoide mit optimaler Bioverfügbarkeit durch den schwarzen Pfeffer.

Für 2 große Tassen (½ Liter)

500 ml Mandelmilch (ungesüßt)
1 gestrichener TL Kurkumapulver
1 Prise frisch gemahlener schwarzer Pfeffer und je 1 Prise frisch gemahlener schwarzer Pfeffer zum Anrichten
Süße nach Belieben (z. B. Honig, Agaven-, Apfel-, Birnendicksaft, Ahornsirup)

Die Mandelmilch in einem Topf aufkochen lassen, vom Herd nehmen, Kurkumapulver, Pfeffer und Süße dazugeben und gut verrühren.

Das Ganze anschließend im Mixer oder mit dem Pürierstab aufschäumen. Die Latte in Tassen gießen, mit Pfeffer bestreuen und in Stille genießen.

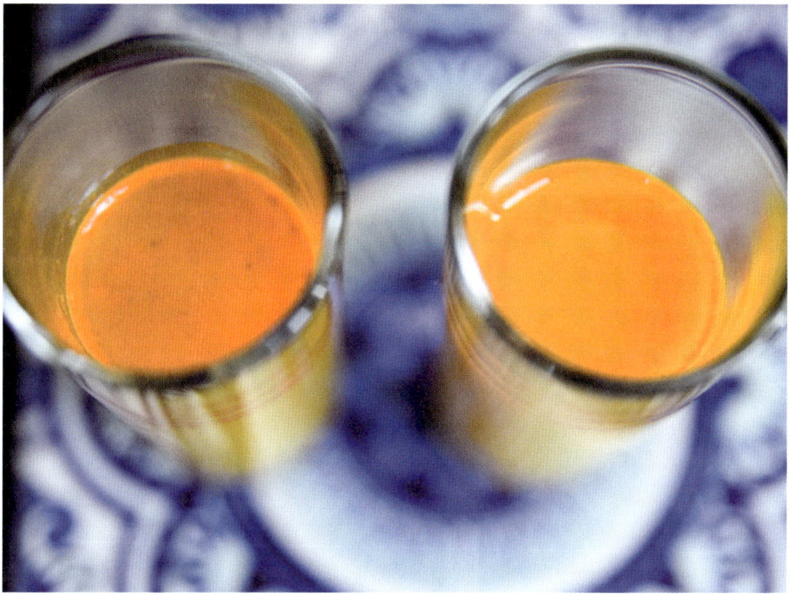

Kurkuma-Shot

Dies ist die schnellste und einfachste Möglichkeit, täglich hoch dosiert Curcuminoide und Gingerole zu sich zu nehmen. Die Shots unterstützen die Verdauung und machen wach!

Für 2 Portionen (2 Schnapsgläser)

75 ml Wasser

1 Stück frische Kurkumawurzel (etwa 4 bis 6 cm lang)

1 Stück frische Ingwerwurzel (etwa 1 cm lang)

Süße nach Wahl (wahlweise; z. B. Honig, Agaven-, Apfel-, Birnendicksaft, Ahornsirup)

1 gestrichener TL Kokosfett

1 Prise frisch gemahlener schwarzer Pfeffer

Alle Zutaten im Mixer cremig pürieren.

Das Ganze anschließend durch ein Sieb abgießen und die Flüssigkeit in 2 Schnapsgläsern servieren.

Tipp: Den im Sieb verbleibenden Rest können Sie zum Würzen verwenden.

Kurkuma-Kraftbrühe

Ein altes ayurvedisches Rezept mit der Kraft der Curcuminoide: Eine ideale Brühe als Grundlage für asiatische Suppen, die auch pur genossen sehr lecker schmeckt.

Für 4 Portionen (1 Liter)

1 l Wasser

2 Handvoll frische Korianderblätter

1 Stück frische Kurkumawurzel (etwa 1–2 cm lang; oder 1–2 gestrichene TL Kurkumapulver)

1 Stück frische Ingwerwurzel (etwa 1 cm lang; oder 1 gestrichener TL Ingwerpulver)

Meersalz und frisch gemahlener schwarzer Pfeffer zum Abschmecken

1 EL Kokosfett

Das Wasser in einem Topf zum Kochen bringen. Die grob gehackten Korianderblätter hinzufügen. Kurkuma- und Ingwerwurzel direkt in den Topf hineinreiben oder das Pulver dazugeben.

Die Brühe 5 Minuten köcheln lassen. Anschließend mit Salz und Pfeffer würzen und das Kokosfett dazugeben.

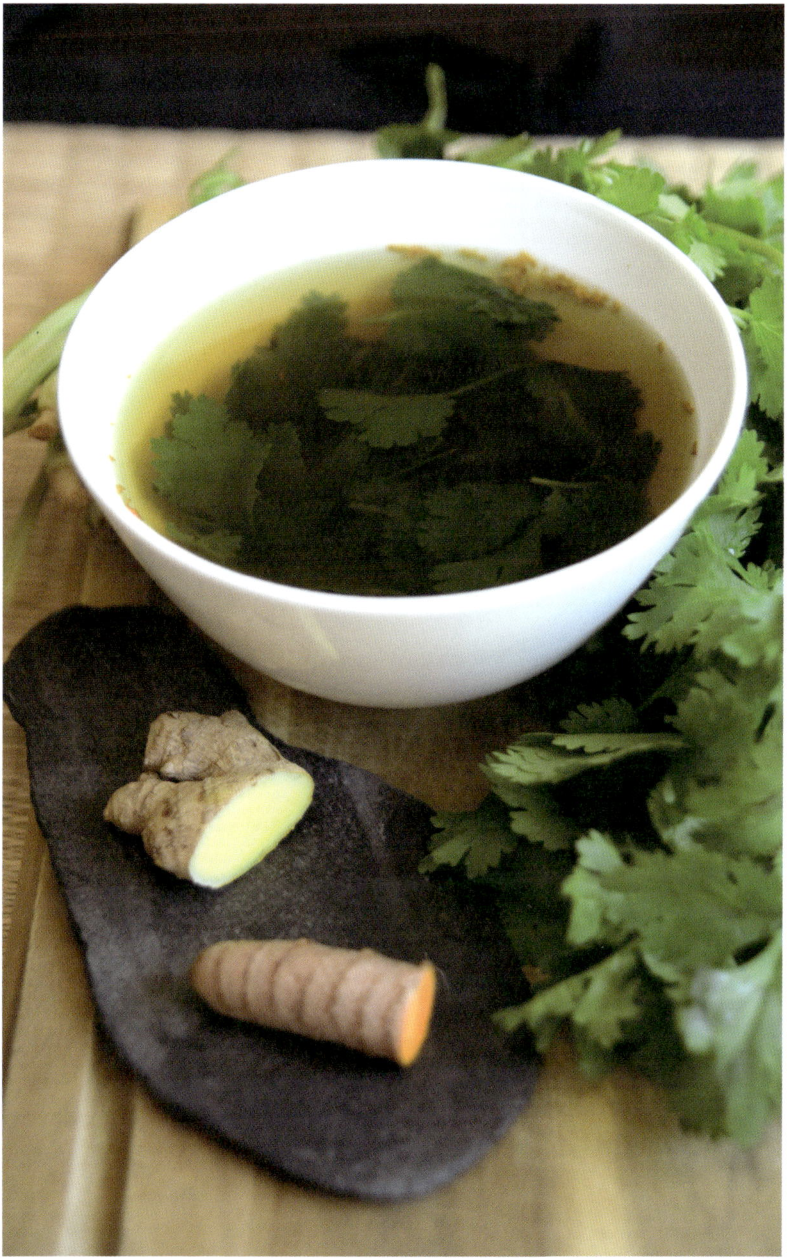

Hanf-Kurkuma-Aufstrich

Beste gesunde Fette, pflanzliches Eiweiß und hochwertige sekundäre Pflanzenstoffe – schmeckt perfekt auf Ihrem Vollkornbrot oder als Gemüse-Dip für Karotten-, Kohlrabi- oder Staudensellerie-Sticks.

Für 4 Portionen

2 gehäufte EL geschälte Hanfsamen
2 gehäufte EL geschälte Sonnenblumenkerne
½ frische Mango
5 Zesten und Saft von ½ Bio-Zitrone
1 EL Hanföl
1 gestrichener TL Kurkumapulver
1 gestrichener TL Paprikapulver edelsüß
Meersalz und frisch gemahlener schwarzer Pfeffer zum Abschmecken

Hanfsamen und Sonnenblumenkerne trocken im Hochleistungsmixer zu Mehl verarbeiten und dieses in eine Schüssel geben.

Die Mango schälen, den Kern herausnehmen und das Fleisch der halben Frucht mit Zitronensaft und -zesten im Mixer etwa 1 Minute cremig pürieren.

Das Fruchtmus und die restlichen Zutaten zu dem Mehl in der Schüssel geben und alles gut vermengen. Den Aufstrich mit Salz und Pfeffer würzen und genießen.

Tipps: Mit Vollkornbrot und frischen Gurken servieren.

Der Aufstrich ist in einem geschlossenen Glasbehälter im Kühlschrank 2 bis 3 Tage haltbar.

Kurkuma-Curry vegan

Ein einfaches Curry, das klasse schmeckt! Verwenden Sie ruhig mehr Kurkuma als angegeben, doch experimentieren Sie vorsichtig mit der Schärfe!

Für 4 Personen

½ l Wasser
1 TL Gemüsebrühe-Pulver
250 g gelbe Linsen
1 rote Zwiebel
3 rote Spitzpaprikaschoten (etwa 250 g)
2 große Karotten (etwa 100 g)
1 Handvoll Zuckerschoten oder grüne Brechbohnen (etwa 100 g)
2 EL Kokosfett
1 Stück frische Ingwerwurzel (etwa 2 cm lang)
1 Stück frische Kurkumawurzel (1 cm lang; oder 1 gestrichener TL Kurkumapulver)
1 gestrichener TL Cuminpulver (Kreuzkümmel)
150 ml passierte Tomaten
300 ml Kokosmilch
Meersalz und frisch gemahlener schwarzer Pfeffer zum Abschmecken

Das Wasser mit dem Gemüsebrühe-Pulver zum Kochen bringen und die Linsen darin etwa 15 Minuten im geschlossenen Topf köcheln lassen, gelegentlich umrühren.

Die Zwiebel in halbe Ringe, die Paprikaschoten (ohne weiße Innenhäute und Kerne) und die Karotten in Streifen schneiden. Die Zuckerschoten oder Bohnen diagonal ebenfalls in Streifen schneiden.

Das Kokosfett im Wok oder in deiner Pfanne erhitzen, dann den fein geriebenen Ingwer, die geriebene Kurkumawurzel (oder das Pulver) und das Cumin hinzugeben und kurz mit anbraten. Das Gemüse hinzufügen. Alles etwa 2 Minuten unter Rühren anbraten. Dann die passierten Tomaten und die Kokosmilch darübergießen und das Ganze gut verrühren. Das Gemüse von der Herdplatte nehmen.

Die weich gekochten Linsen zum Gemüse geben. Das Curry gut vermengen und mit Salz und Pfeffer würzen.

Tipps: Für die Schärfe können Sie zudem klein geschnittene rote Chilischoten oder Cayennepfeffer verwenden.

Als Beilage zu diesem Curry eignet sich Reis oder Quinoa. Diese setzen Sie natürlich zuerst auf.

Reichen Sie zum Curry einen Sommerlichen Löwenzahnsalat (Rezept Seite 62) oder einen Peruanischen Petersiliensalat (Rezept Seite 60 f.).

Curcuminoidhaltige Nahrungsergänzungsmittel (NEM)

Die meisten Nahrungsergänzungen mit Kurkuma bestehen aus Kurkumapulver mit Piperin oder „Bioperin" zur besseren Bioverfügbarkeit. Verwenden Sie Kukuma in Bio- und Apotheken-Qualität, denn hier wurden Wurzeln verwertet, die zu medizinischen Zwecken gezüchtet wurden und vorteilhafter sind als gewöhnliches Gewürzpulver. Achten Sie zudem auf die weiteren Inhaltsstoffe des Präparats: Wenn Sie Magenschleimhautreizungen oder ähnliche Sensibilitäten haben, rate ich von Piperin ab. Es gibt neue NEM, in denen Kurkuma ohne Piperin, aber in „Mizellen-Form" vorliegt (was auch als „liposomal" bezeichnet wird) und eine hohe Bioverfügbarkeit verspricht. Hier soll die Bioverfügbarkeit im Vergleich zu herkömmlichen Kurkuma-Piperin-Präparaten deutlich erhöht sein.

Zu jeder Curcuminoid-Einnahme, egal in welcher Form, sollten Sie in jedem Fall Fett wie z. B. Avocado oder ein paar Tropfen pflanzliches kaltgepresstes Öl verzehren. Kurkuma und Kurkuma-Supplementierungen sollten Sie allerdings nicht gleichzeitig mit alkalischen Mineralstoffen wie Kalzium, Magnesium oder Kalium einnehmen.

Gingerole und mehr – Geballte Power aus der Ingwerwurzel

Es sind einige Polyphenole, überwiegend Gingerole, denen die Ingwerwurzel ihre Schärfe verdankt. 6-Gingerol ist dabei mit etwa 180 Milligramm pro 100 Gramm frischer Wurzel das mengenmäßig bedeutsamste Polyphenol. Die Schärfe von getrocknetem Ingwer resultiert hauptsächlich aus Shogaolen, der dehydrierten (getrockneten) Form von Gingerolen. Die Konzentration von Gingerolen in getrocknetem Ingwer liegen ein wenig unter denen von frischer Ingwerwurzel und die Konzentration des Schärfe gebenden Stoffs Shogaol nimmt beim Trocknen zu. Neben 6-Gingerol wurde 6-Shogaol, 8-Gingerol und 10-Gingerol bisher als die wichtigsten Schärfe gebenden Bestandteile von der Wurzel des Ingwers identifiziert. 6-Gingerol ist außerdem ein starkes Antioxidans. Außer den gerade genannten Inhaltsstoffen sind weitere Polyphenole, Saponine, Flavonoide und andere sekundäre Pflanzenstoffe in der Ingwerwurzel enthalten. Sie sind alle mit verantwortlich für die Bandbreite ihrer gesundheitsfördernden Wirkungen.

Das Lebensmittel, das Gingerole enthält

Die Ingwerwurzel ist, wie bereits beschrieben, ein ungemein gingerolreiches Lebensmittel. Die Ingwerpflanze (*Zingiber officinale*) gehört zu den Ingwergewächsen (*Zingiberaceae*) und gibt dieser Familie ihren Namen. Auch Kurkuma (siehe Seite 93 ff.) gehört zu den Ingwergewächsen und ist somit ein naher Verwandter des Ingwers. Als Küchengewürz und Arzneidroge wird nur der Wurzelstock der Ingwerpflanze – auch „Rhizom" genannt – verwendet. Ursprünglich stammt Ingwer aus den Regenwäldern Mittel- und Südostasiens, heute wird er aber in allen tropischen Klimaregionen kultiviert. Zu den wichtigsten Anbaugebieten zählen Indien, China und Nigeria, daneben auch Mittel- und Südamerika. Ingwerwurzel wird bereits in alten Sanskrittexten und in der klassischen buddhistischen, arabischen und griechischen Literatur als Gewürz- und Heilmittel erwähnt. Vermutlich gelangte er in der Antike nach Rom, in heute deutschsprachige Gebiete aber erst um etwa 900 n. Chr. Ab dem Mittelalter war diese Wurzel auch in vielen Teilen Europas eine hochgeschätzte und viel verwendete Gewürz- und Heilpflanze.

Ingwerwurzel enthält, wie bereits erwähnt, eine Vielzahl verschiedener bioaktiv wirkender Stoffe, deren Gehalt und Zusammensetzung je nach Herkunftsort variiert und natürlich auch davon abhängt, ob die Rhizome frisch oder getrocknet Verwendung finden. Neben reichlich Stärke enthält der fleischige unterirdische Hauptspross der Pflanze einige Aminosäuren und Fettsäuren sowie Vitamine, Mineralstoffe, Spurenelemente und natürlich ein reichhaltiges Potpourri an sekundären Pflanzenstoffen. Zudem sind ätherische Öle enthalten, die dem Ingwer seinen charakteristischen Geruch und Geschmack geben. Die ätherischen Öle bestehen aus einem Gemisch von mehr als 50 verschiedenen Komponenten – im Wesentlichen aus sekundären Pflanzenstoffen, hauptsächlich Terpenen, und machen insgesamt 1 bis 3 Prozent der Gesamtmenge des Ingwers aus.

Einige der enthaltenen ätherischen Öle werden beim Trocknen in weniger geruchsbestimmende Verbindungen umgewandelt. Außerdem enthält die Ingwerwurzel auch die verdauungsfördernden, magenstärkenden, appetit- und kreislaufanregenden Stoffe Borneol, Cineol, die Schärfe gebenden Stoffe Shoagol und Zingeron sowie geringe Mengen Vitamin C, Magnesium, Eisen, Kalzium, Kalium, Natrium und Phosphor.

Gesundheitsfördernde Wirkungen

Ingwer wird seit Langem in der Volksmedizin verschiedener Kulturen verwendet: in der Traditionellen Chinesischen Medizin (TCM) gegen Schüttelfrost, Fieber, Kopf- und Muskelschmerzen, Unterkühlung bzw. mangelnde Körperwärme (kalte Hände, schwacher Puls, Blässe). Im Ayurveda und in der westlichen Kräutermedizin findet er wegen seiner verdauungsfördernden Wirkung gegen Blähungen und Übelkeit, zur Anregung des Kreislaufs und bei Atemwegsbeschwerden Anwendung. Im Ayurveda nennt man ihn *Maha-aushadhi,* was „die große Medizin" bedeutet. Er gilt heutzutage weltweit als hilfreich gegen Erkältungen, Migräne und Verdauungsbeschwerden.

Verdauungsfördernde Wirkungen: Ingwer hat verdauungsfördernde Effekte, denn er steigert Speichel- und Magensaftsekretion, fördert den Gallenfluss, erhöht die Darmbewegungen; er lindert Übelkeit und Brechreiz, auch Morgenübelkeit in der Schwangerschaft, und wirkt antimikrobiell (hemmt das Wachstum von unerwünschten Mikroorganismen wie z. B. des Bakteriums *Helicobacter pylori,* das häufig die Ursache für Magengeschwüre ist). Ingwerwurzel wird in diesem Kontext eingesetzt bei Reizmagenbeschwerden (Schmerzen im Oberbauch, Völlegefühl, Blähungen, Sodbrennen, Aufstoßen, Übelkeit und Erbrechen), Verdauungsstörungen (Schmerzen im Magen-Darm-Bereich, Übelkeit), Appetitlosigkeit oder zu viel Appetit, Reisekrankheit (mit Schwindel, Übelkeit und Erbrechen), Übelkeit nach Chemo- oder Strahlentherapie, nach Narkose und in der Schwangerschaft.

Hilfe bei Migräne: In einer im Iran durchgeführten Studie aus dem Jahr 2014 verglich ein Team von Neurologen die Wirkungen von Ingwerwurzel mit der des Migränemedikaments *Sumatriptan* bei 100 Männern und Frauen, die im Durchschnitt sieben Jahre lang unter Migräne litten. Die Patienten erhielten entweder Kapseln mit 250 Milligramm getrocknetem Ingwerpulver oder identisch aussehende Kapseln mit 50 Milligramm *Sumatriptan*. Die Patienten wurden angewiesen, eine Kapsel zu nehmen, sobald sich der Migräneanfall abzeichnete. Die Ergebnisse zeigten, dass Ingwer genauso wirksam war wie *Sumatriptan*, das innerhalb von 2 Stunden nach der Einnahme 90 Prozent Erleichterung verschuf. Während Ingwer zu einem sehr kleinen Prozentsatz (4 Prozent) mit geringfügigen Verdauungssymptomen einherging, berichteten 20 Prozent der Patienten, die *Sumatriptan* einnahmen, von Nebenwirkungen wie Schwindel, Schläfrigkeit oder Sodbrennen.

Es gibt weitere Studien, die diese Wirkung bestätigen. Die Migräne lindernde Wirkung von Ingwer könnte daher rühren, dass Gingerol in seiner chemischen Struktur der in *Aspirin* enthaltenen Acetylsalicylsäure ähnelt. Der große Vorteil der Ingwerwurzel gegenüber *Aspirin* und *Sumatriptan* ist der, dass unerwünschte Nebenwirkungen ausbleiben.

Hilfe bei Erkältung: Die Schärfe gebenden Stoffe der Ingwerwurzel wirken günstig bei Erkältungen, da sie den Körper von innen wärmen. Sie lösen außerdem den in den Atemwegen festsitzenden Schleim und tragen so zur verbesserten Atmung bei. Ingwer hilft auch bei Wetterfühligkeit und macht uns widerstandsfähiger bei Wetterveränderungen.

Antioxidative Wirkung: Gingerol, Zingeron und einige weitere sekundäre Pflanzenstoffe des Ingwers wirken antioxidativ. Studien an Zellkulturen im Labor und Tierstudien haben gezeigt, dass die sekundären Pflanzenstoffe vor Zellschädigungen schützen können, indem sie freie Radikale abfangen und körpereigene antioxidative Schutzmechanismen fördern.

Den Cholesterinspiegel senkende Effekte: Bereits der tägliche Verzehr von 1,6 Gramm Ingwerpulver führte bei Diabetes-2-Patienten zur Senkung der Gesamtcholesterin- und der Triglyceridwerte. Ähnliche Ergebnisse zeigte eine Studie an Patienten mit einem erhöhten Cholesterinspiegel, die über 45 Tage täglich 3 Gramm Ingwer verzehrten.

Senkung des Blutzuckerspiegels: Ingwerwurzel zeigt einen günstigen Einfluss auf glykämische Parameter (Umgang mit zu viel Zucker im Blut) in einer Studie. Bei 50 Testpersonen mit Typ-2-Diabetes führte der tägliche Verzehr von 3 Gramm Ingwer über 3 Monate zu einer deutlichen Reduzierung der Blutserumkonzentration an Glucose und Insulin. Die Regulation der erhöhten Konzentration von Glucose im Blut erfolgt durch Insulin. Verglichen wurde hier mit einer Kontrollgruppe, die keinen Ingwer verzehrte. Außerdem bewirkte Ingwer im Vergleich eine deutliche Verbesserung der Insulinresistenz. Normalerweise reguliert Insulin den Zuckerhaushalt, indem es bewirkt, dass es körpereigenes Gewebe Glucose aus dem Blut aufnimmt und weiterverarbeitet.

Ingwer kann auch *Diabetes mellitus* Typ 2 vorbeugen. Es gibt mehrere Studien, die sehr ähnliche positive Effekte auf glykämische Parameter belegen. Weitere Hinweise aus Studien deuten in diesem Kontext darauf hin, dass die Wirkung von Gingerol und Zingeron aus Ingwerwurzel mit der Aktivierung bestimmter Zellrezeptoren im Zellkern in Zusammenhang steht. Diese Zellrezeptoren sollen dafür verantwortlich sein, die Insulin-Sensitivität und die zelluläre Glucose-Aufnahme zu verbessern. Das heißt u. a., dass die Zellen einfacher mit (kalorischer) Energie versorgt werden können, ohne dass die Bauchspeicheldrüse mehr Insulin ausschütten muss.

Krebsvorbeugende und -hemmende Effekte: In Laborstudien hemmte 6-Gingerol das Wachstum mehrerer krebserregender Bakterienstämme (von *Helicobacter pylori Cag A+*), die an der Entstehung von Tumoren im Magen-Darm-Bereich beteiligt sein können. Die Forscher waren der Ansicht, dies könne eine Wirkung von Ingwer darstellen, die Chemotherapie überflüssig mache, weil kein Krebs entstehe. Weiterhin konnte 6-Gingerol im Labor an menschlichen Darmkrebszellen zur Hemmung der Zellteilung und des Zellwachstums und sogar zum Zelltod führen. Auch bei Bauchspeicheldrüsenkrebszellen konnte 6-Gingerol in Laborstudien das Wachstum der Krebszellen stoppen.

Es gibt noch einige weitere ähnliche Hinweise in diesem Kontext, auch bei anderen Krebsarten. Insgesamt liefern eine recht große Anzahl von Labor- und Tierstudien deutliche Hinweise darauf, dass Ingwerwurzel und ihre besonderen Inhaltsstoffe wie Gingerol wirksame Krebshemmer sind. Noch nicht geklärt ist, ob es beim menschlichen Organismus genauso funktioniert.

Praktische Hinweise

Ingwer wird als Aroma in einer Vielzahl von Speisen verwendet, darunter asiatisch angehauchte Gerichte wie Currys und Süßigkeiten (Kuchen und Kekse). Auch in Getränken macht sich Ingwer gut, so in Ingwer-Tee, Ingwer-Limonaden, Ingwer-Bier u. Ä. In Tee schmeckt er in Kombination mit frischer Zitrone oder Limette, frischer Minze oder/und Honig einfach herrlich. Des Weiteren passt etwas frisch geriebene Ingwerwurzel in fast jeden frisch gepressten Gemüsesaft.

Tipps: Wer unter Appetitlosigkeit leidet, der kann frisch geriebenen Ingwer in die Vorspeise oder Suppe geben oder vor dem Essen etwas kandierten Ingwer genießen. Hartgesottene kauen auch mal ein kleines Stück Ingwerwurzel.

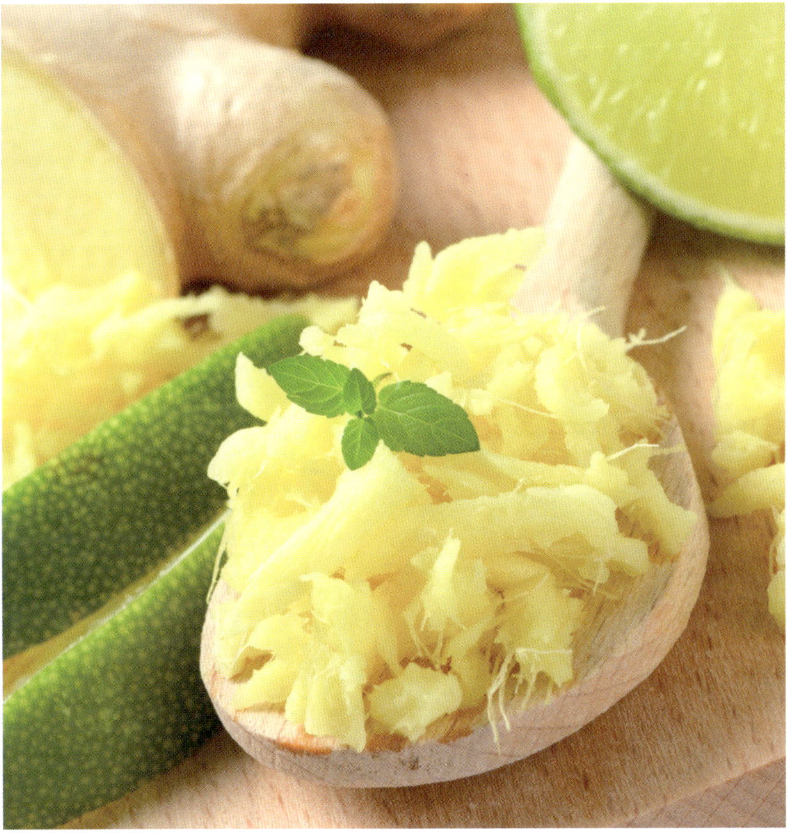

Info

Ingwerwurzel & -Gewürzpulver – Auf jeden Fall bio!

Es gibt zwei gute Gründe, gerade bei der Ingwerwurzel darauf zu achten, dass sie aus kontrolliert biologischem Anbau stammt: Erstens ist konventionell erzeugter Ingwer wie manch anderes exotisches Obst oder Gemüse oft **mit Pestiziden belastet**. Einen besonders schlechten Ruf in Sachen „Pestizidbelastung" hat die Ingwerwurzel aus China, wobei auch der sogenannte Bio-Ingwer aus China den europäischen Bio-Standards meist nicht gerecht wird. Kaufen Sie also am besten Ingwer, der nicht aus China stammt, in Bioqualität. Und zweitens werden **Trockengewürzpulver**, darunter auch Ingwer, **mit radioaktiven Strahlen behandelt**.

Dieses Verfahren ist seit dem Jahr 2000 in Deutschland ausschließlich für getrocknete aromatische Kräuter und Gewürze zugelassen. In der Industrie dient es u. a. der Vernichtung von schädlichen (Mikro-)Organismen und der Verlängerung der Haltbarkeit. Bestrahlung wird in der nicht EU auch bei ganzen Lebensmitteln angewandt, sie soll das Sprießen von Kartoffeln, Zwiebeln etc. verhindern. Laut Bundesamt für Verbraucherschutz und Lebensmittelsicherheit (BVL) werden die bestrahlten Lebensmittel selbst dadurch nicht radioaktiv. Es ist der Ansicht, dass nur 1 Prozent dieser in deutsche Supermärkte gelangten Lebensmittel bisher verstrahlt war. **Solche Bestrahlung ist bei Öko-Produkten übrigens verboten.** Also sind auch Ingwer-Gewürzpulver in Bioqualität nicht bestrahlt.

Um sie **vor Schimmelpilzen zu schützen**, sollten Sie Ingwerwurzeln und -pulver stets trocken und kühl lagern. Das Gewürzpulver nicht über dem Herd aufbewahren, da es hier wegen der Kochdünste feucht und warm werden kann, was wiederum Schimmelwachstum fördern würde. Doch am besten schmeckt frisch geriebene Ingwerwurzel. Je frischer verzehrt, desto intensiver sind die gesundheitsfördernden und heilenden Wirkungen.

Tee von der frischen Ingwerwurzel

Ein klassisches Rezept – einfach und über viele Jahrhunderte hinweg bewährt. Dieser Tee wärmt von innen und fördert die Verdauung.

Für 1 Tasse

1 Stück frische Ingwerwurzel (etwa 1 cm lang)

ca. 150 Milliliter Wasser

Die Ingwerwurzel in hauchdünne Scheiben schneiden oder auf der Reibe zerkleinern und mit kochendem Wasser übergießen. Das Ganze etwa 5 Minuten zugedeckt ziehen lassen. Anschließend durch ein Sieb abgießen und heiß trinken.

Tipp: Der Tee schmeckt auch mit 1 Spritzer frischem Zitronensaft und etwas Honig oder veganer Süße sehr lecker.

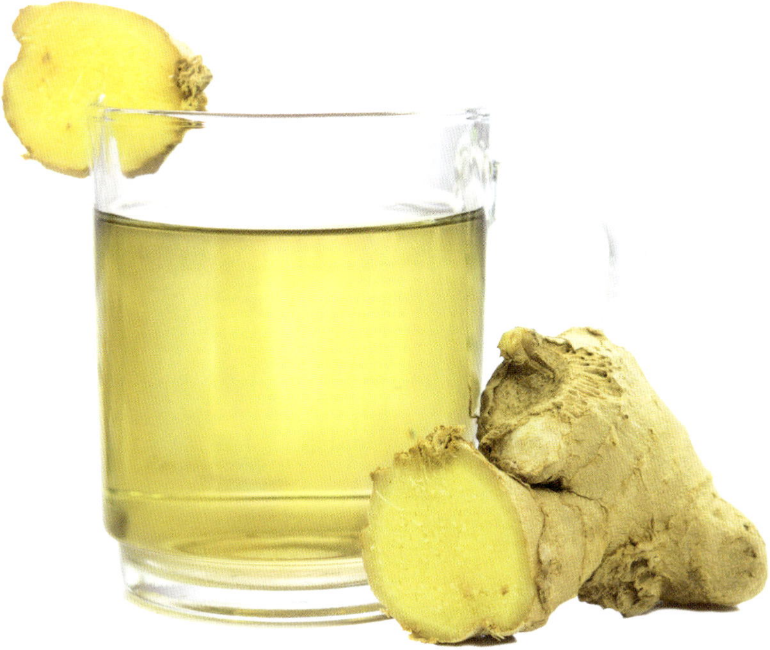

Ingwer-Kurkuma-Tee

Dieser Tee ist ideal zum Aufwärmen an kalten Tagen. Nehmen Sie ihn in der Thermoskanne mit zur Arbeit.

Für 1 große Tasse

350 ml Wasser

1 TL frisch geriebene Kurkumawurzel (oder ½ TL Kurkumapulver)

1 TL frisch geriebene Ingwerwurzel (oder ½ TL Ingwerpulver)

frisch gemahlener schwarzer Pfeffer (nach Geschmack)

Saft von ½ Zitrone (nach Geschmack mehr oder weniger)

1–2 TL Honig oder Süße nach Wahl (z. B. Honig, Agaven-, Apfel-, Birnendicksaft, Ahornsirup)

Das Wasser mit dem Ingwer und dem Kurkuma 5 bis 10 Minuten unter gelegentlichem Umrühren kurz unter dem Siedepunkt ziehen lassen.

Vorsicht! Es soll nicht kochen, damit so viele Aromen wie möglich erhalten bleiben!

Den Tee durch ein Sieb abgießen und mit schwarzem Pfeffer, Zitronensaft und Honig abschmecken.

Tipp: Lassen Sie den Tee an heißen Sommertagen abkühlen und stellen Sie ihn anschließend in den Kühlschrank. Vor dem Servieren geben Sie noch ein paar Eiswürfel dazu ... und fertig ist der erfrischende Eistee mit Gesundheitseffekt!

Sonnentraum-Smoothie

Dieser fruchtige Smoothie mit pikanter Ingwernote bringt Sonne in Ihre Gedanken. Probieren Sie es aus!

Für 2 Gläser (à 150 Milliliter)

½ Mango
1 Handvoll Erdbeeren
4 Zesten von der Bio-Zitrone
250 ml Orangensaft
1 Stück frische Ingwerwurzel (etwa 4 cm lang; 30 g)
8 Blätter frischer Basilikum
1 Prise Meersalz
Datteln oder Waldhonig zum Süßen (nach Geschmack)

Das Mangofruchtfleisch grob in Stücke schneiden, die Erdbeeren putzen.
Alle Zutaten im Hochleistungsmixer cremig pürieren.

Tipps: Mit Eiswürfeln servieren.
Bei Bio-Mangos verwenden Sie einfach die Schale mit.

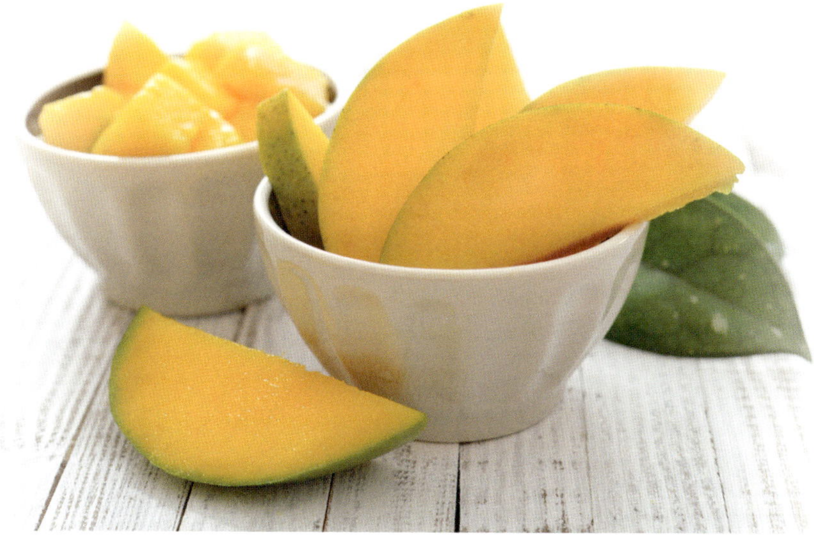

Rote Rosi

Unsere Großmütter wussten noch, was gut ist! Ein altes Saft-Rezept von Rosi, der besten Großmama der Welt – lecker und gesund, dabei modern und klug zusammengestellt.

Für 1 großes Glas

1 kleine Rote Bete

2 große Möhren

1 Apfel

1 Stück frische Ingwerwurzel (etwa 1 cm lang)

Rote Bete, Möhren und Apfel waschen, alles grob in Stücke schneiden. Vom Apfel dabei das Kerngehäuse entfernen. Alle Zutaten in den Entsafter geben.

Den Saft in ein dekoratives Glas füllen und sofort genießen.

Winterwunder-Elixier

Die perfekte Unterstützung für den Übergang in die kalte Jahreszeit. Geben Sie sich selbst und Ihren Lieben täglich 1 Glas Wasser mit 1 Esslöffel von dem Elixier zu trinken, sobald das Schmuddelwetter beginnt. Das beugt Erkältungen und grippalen Infekten vor.

Für etwa 700 ml

ca. 15 Knoblauchzehen

1 mittelgroße Zwiebel

1 Stück frische Ingwerwurzel (etwa 8 cm lang; 60 g)

1 Stück frischer Meerrettich (etwa 4 cm lang)

1 Stück frische Kurkumawurzel (etwa 5 cm lang; oder 2 EL Kurkumapulver)

2 kleine scharfe, rote Chilischoten (wahlweise)

700 ml Apfelessig

Den Knoblauch schälen und sehr fein hacken, zur Seite stellen.

Die Zwiebel schälen und vierteln. Ingwerwurzel, Meerrettich und Kurkumawurzel grob in Stücke schneiden. Die Chilischoten (ohne weiße Innenhäute und Kerne) zusammen mit der Zwiebel, dem Ingwer, dem Meerrettich und dem Kurkuma im Mixer oder in der Küchenmaschine (oder von Hand) auf kleinster Stufe fein hacken.

Die zerkleinerten Zutaten anschließend in einem großen Schraubglas mit dem Knoblauch vermengen. Den Apfelessig dazugießen. Das Glas fest verschließen und das Ganze kräftig schütteln.

Das Elixier an einem kühlen, dunklen Ort 2 Wochen ruhen lassen – dabei immer wieder einmal gut durchschütteln.

Fertigstellen Den Inhalt durch ein mit einem Passiertuch ausgelegtes feines Sieb gießen, das Tuch mit den festen Zutaten anschließend kräftig auswringen.

Tipps: Das Elixier ist in einer verschlossenen Flasche im Kühlschrank etwa 3 Monate haltbar.

Schwangere sollten dieses Elixier *nicht* zu sich nehmen und Kinder (erst ab 4 Jahren!) nehmen nur 1 Teelöffel davon auf 1 Glas Wasser täglich ein.

Sie können das Winterwunder-Elixier auch in einem Salatdressing oder einer Soße zum Gemüse verwenden.

Achtung! Der Geschmack des Elixiers ist (auch ohne Chilischoten) sehr scharf! Wenn das Elixier zu sehr auf der Zunge brennt, essen Sie anschließend ein Stück Orange, Limette, Zitrone oder Brot.

Gingerolhaltige Nahrungsergänzungsmittel (NEM)

Auch bei den Nahrungsergänzungen (siehe Info-Kasten Seite 110) ist Bioqualität angesagt. Haben Sie ein hochwertiges Extraktpulver gefunden, das nicht biozertifiziert ist, erfragen Sie beim Hersteller die Schadstoffbelastung. Gingerolhaltige Nahrungsergänzungen enthalten meist Pulver aus geschälten Ingwerwurzeln, einige allerdings nur das Gewürzpulver – das, was den Gingerol-Gehalt anbelangt, minderwertiger ist als Extraktpulver in Apotheken-Qualität. Andere Hersteller werben mit Extrakten, die beispielsweise ein Verhältnis von 5 zu 1 aufweisen (700 Milligramm Pulverextrakt in der Kapsel entsprechen 3500 Milligramm reinem Ingwerpulver) oder sogar von 20 zu 1.

Ob das Extrakt allerdings tatsächlich mehr Gingerole oder andere sekundäre Pflanzenstoffe enthält, das bleibt häufig unklar. Achten Sie, was den Gehalt an Gingerolen anbelangt, also auf die Herstellerangaben auf der Verpackung oder wenden Sie sich direkt an den Hersteller. Ein reines Gingerol-NEM habe ich bisher nicht gefunden und ich würde auch davon abraten, ein solches zu verwenden, denn Gingerol wirkt in der Symphonie der Wirkstoffe der Ingwerpflanze am besten.

Tipps: Zur Vorbeugung von Reiseübelkeit können Sie eine halbe Stunde vor der Abfahrt 0,5 bis 2 Gramm gemahlenes Ingwerpulver in Kapseln, Ingwertropfen oder 1 Tasse **Tee aus frischer Ingwerwurzel** zu sich nehmen.

Wenn Magengrummeln und Übelkeit bereits eingesetzt haben und Sie schnell Hilfe brauchen, eignen sich **kandierte Ingwerwürfel**.

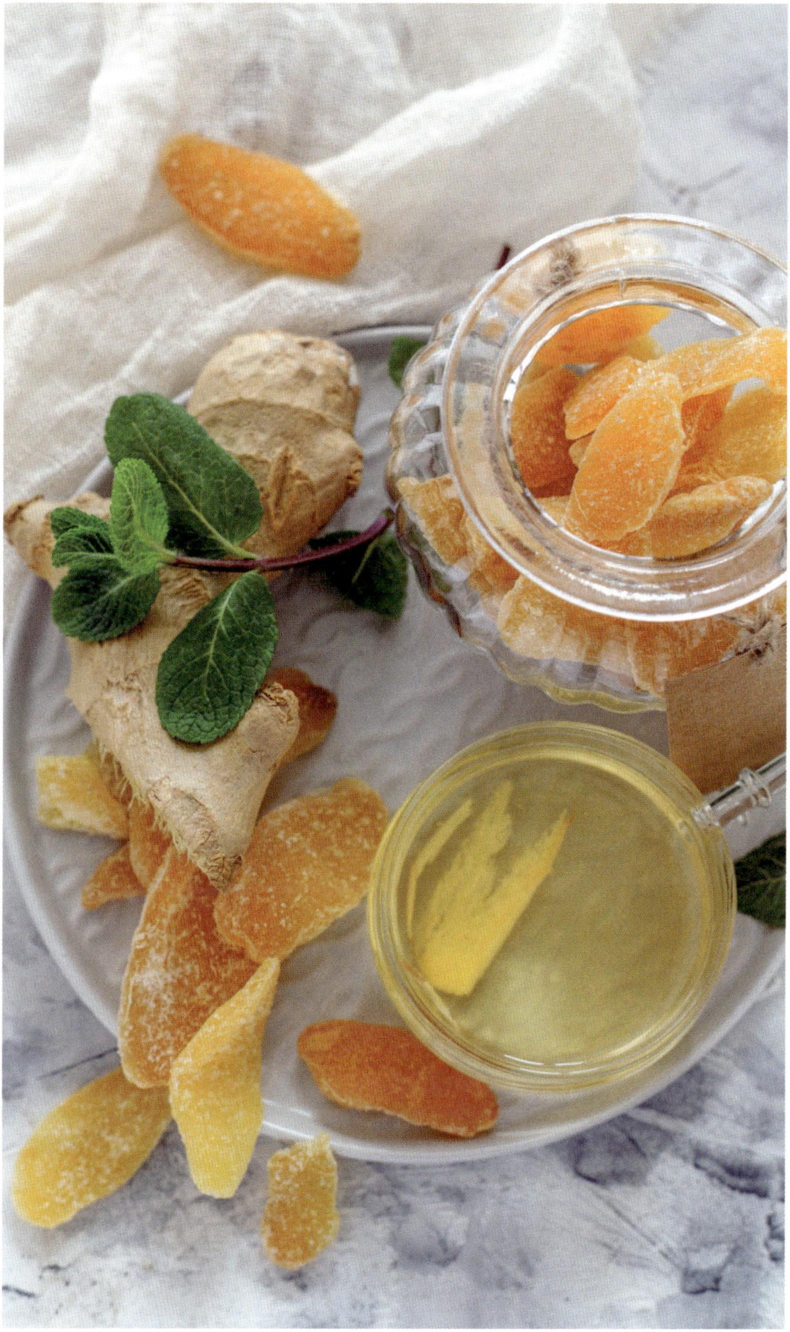

Schlusswort

Neben einer ausgewogenen Ernährung sind auch eine Reihe anderer Dinge für unsere Zufriedenheit und unser Wohlgefühl im Leben wichtig: ein sinnerfülltes Dasein, das auf einem guten sozialen Leben mit Freunden und Familie beruht, ein selbstbestimmtes Leben, eine Verbindung mit den Zyklen der Natur und nicht zuletzt auch Genuss.

Lassen Sie uns gemeinsam nachhaltig und gesund genießen – für uns, für die Erde und für die nachfolgenden Generationen ... jeden Tag. Wir sind es, die unser eigenes Leben und darüber hinaus die Umstände für uns und die nachfolgenden Generationen erschaffen, jetzt und in jedem einzelnen Augenblick – durch jede einzelne unserer Entscheidungen: Wir bestimmen mit jeder Kaufentscheidung, wie die Welt von Morgen aussehen wird. Je öfter sich jeder Einzelne von uns für gesunde, naturbelassene und frische Lebensmittel in Bioqualität entscheidet, desto mehr Geld wird durch diese Lebensmittel generiert.

Wo viel Geld ist, sind auch viele Möglichkeiten, sodass auch mehr aufwendige wissenschaftliche Forschungen in Angriff genommen werden können. Sie schenken uns wiederum Erkenntnisse, wie uns Mutter Natur gesund erhält und Krankheiten zu heilen hilft. Somit fördern wir die Wertschätzung für die Natur und sorgen sogar für ihren Schutz. Je gesünder wir einkaufen, desto mehr arbeiten wir also letztendlich an einer gesunden (Um-)Welt für unsere Enkel und Urenkel, denn:

„Wir haben die Erde nicht von unseren Eltern geerbt, sondern von unseren Kindern geliehen."
Indianische Weisheit

In diesem Sinne wünsche ich Ihnen: Guten Appetit und ein erfülltes Leben mit guter Gesundheit!

Ihr Milan Hartmann

Anhang

Register der Rezepte

Oligomere Proanthocyanidine (OPCs) – Polyphenole für ein langes, gesundes Leben

Chokopelli-Supersmoothie 35
Energiebällchen plus 38 f.
„Hallo, wach?!“-Smoothie 34
Sexy Müsli 36

Epigallocatechingallate (EGCGs) – Die heilende Kraft des Grüntees

Kalter Kokos-Matcha 46
Matcha-Limetten-Slush 49
Matcha-Luxus-Dressing 50
Sencha-Eistee 46

Betacarotin, Lutein, Zeaxanthin und Lykopin – Vier bärenstarke, farbenfrohe Carotinoide

Forest Jump-Smoothie 58 f.
Green Lunch-Smoothie 60
Peruanischer Petersiliensalat 60 f.
Smoothie „Grünes Wunder“ 59
Sommerlicher Löwenzahnsalat 62

Chlorophyll – Kein Leben ohne Blattgrün!

Blau geeiste Kokos-Bananen-Merengada 75
Grünkohl-Fantasie 74
Orientalischer Spinatsalat 76
„Satt & grün“-Smoothie 74 f.

Glucosinolate – Die Heilkraft von Kohl & Co.

Radieschenblätter-Dip 92
Simply raw-Snack 91 f.
Smoothie brokkolicious 91
Tropentraum-Smoothie 88

Curcuminoide – Das gesunde Gelb der Kurkumawurzel
Hanf-Kurkuma-Aufstrich 102
Kokos-Kurkuma-Shake 98
Kurkuma-Curry vegan 103 f.
Kurkuma-Kraftbrühe 100
Kurkuma-Latte vegan 98
Kurkuma-Shot 99

Gingerole und mehr – Geballte Power aus der Ingwerwurzel
Ingwer-Kurkuma-Tee 112
Rote Rosi 114
Sonnentraum-Smoothie 113
Tee von der frischen Ingwerwurzel 111
Winterwunder-Elixier 114 f.

Info

Worauf Sie beim Einkauf achten sollten

Sparen Sie nicht am falschen Ende, kaufen Sie Lebensmittel, Nahrungsergänzungsmittel und Superfoods in Bioqualität. Kaufen Sie so frisch wie möglich ein, am besten auf dem Wochenmarkt oder beim Biobauern direkt. Fragen Sie nach alten Sorten, Anbaumethoden und dem Einsatz von Düngemitteln und Pestiziden. Manche Kleinbauern sind vielleicht nicht biozertifiziert, liefern aber dennoch ungespritzte hochwertige Produkte. Kaufen Sie vorzugsweise regionales und saisonales Obst und Gemüse.

Wenn Sie NEM verwenden möchten, achten Sie stets auf eine Komposition vieler wertvoller Inhaltstoffe – Pflanzenstoffe, Vitamine und Enzyme. Greifen Sie zu Lebensmittelextrakten, nicht zu einzelnen (isolierten) Stoffen.

Superfoods sind ebenfalls äußerst reich an sekundären Pflanzenstoffen und eignen sich hervorragend für eine phytonährstoffreiche Ernährung. Zaubern Sie daraus z. B. Smoothies, geben Sie sie in Ihren Salat …

Bezugsquellen

Sie können Ihre Nahrungsergänzungen ganz einfach im Bioladen, im Reformhaus oder in der Apotheke kaufen und sich dort auch beraten lassen, was deren Qualität anbelangt. Falls Sie online bestellen, habe ich hier zwei vertrauenswürdige Adressen für Sie. Natürlich gibt es viele mehr. Machen Sie sich einfach selbst auf die Suche.

Klötzer Chlorella: Roquette Klötze GmbH & Co. KG, *www.algomed.de*
Magic Blue, Natürliche Spirulina-Blau: *www.pureraw.de*

Websites zum Thema „sekundäre Pflanzenstoffe"

Ein vollständiges „Verzeichnis der Studien zum Thema ‚Phytonährstoffe'" mit allen Studien, auf die in diesem Buch Bezug genommen wird, können Sie auf der Website des Hans-Nietsch-Verlags *www.nietsch.de* unter „Fitness für die Zellen mit Phytonährstoffen", dort unter „Dateien", einsehen.

Folgende Websites geben Ihnen bereits eine große Fülle an zusätzlichen Informationen (Suchbegriff jeweils: „sekundäre Pflanzenstoffe"):

DGE (Deutsche Gesellschaft für Ernährung e. V.): *www.dge.de*
Ernährungs-Umschau: *www.ernaehrungs-umschau.de*
Thieme-Verlag: *www.thieme.de*
Bundeszentrum für Ernährung: *www.bzfe.de*

Literaturverzeichnis

Béliveau, Prof. Dr. med. Richard, und Dr. med. Denis Gingras: *Krebszellen mögen keine Himbeeren. Nahrungsmittel gegen Krebs. Das Immunsystem stärken und gezielt vorbeugen.* Kösel Verlag, 2017

Boutenko, Victoria: *Grüne Heiler. Grünes Blattgemüse & Wildkräuter stärken das Herz, senken den Blutzuckerspiegel und fördern die Sehkraft.* Hans-Nietsch-Verlag, 2017

Bräutigam, Gabriele: *Wilde Grüne Küche, 10 Wildkräuter. 50 Power-Snacks. vegan & vegetarisch.* Hans-Nietsch-Verlag, 2015

Chevallier, Andrew: *Das große Lexikon der Heilpflanzen. 550 Pflanzen und ihre Anwendungen*. Dorling Kindersley Verlag, 2017

Dalichow, Irene: *Gesund mit Kurkuma: Krebshemmend. Vielseitig heilend. Mit abwechslungsreichen Rezepten*. Herbig Verlag, 2017

Fischer, Sonja, und Michael Glei: „Kräuter und Gewürze. Übersicht zu möglichen gesundheitsfördernden Effekten“, in: *Ernährungs-Umschau*, 2016, 63. Jahrgang, Nr. 11, S. 222–227; Nr. 12 S. 228–236

Lee, John, und Virginia Hopkins: *Dr. John Lee's Hormone Balance Made Simple: The Essential How-to Guide to Symptoms, Dosage, Timing, and More.* Grand Central Life & Style Verlag, 2006

Leitzmann, Prof. Dr. rer. nat. Claus: *Sekundäre Pflanzenstoffe. Vielseitig wirksam.* (Video-Vortrag aus dem Jahr 2016)

Leitzmann, Prof. Dr. rer. nat. Claus, und Dipl. oec. troph. Kathi Dittrich: *Bioaktive Substanzen. Pflanzenpower für das Immunsystem. Ihr Einkaufsführer.* Haug Sachbuch, 2003

McKee, Dr. Dwight; Lemole, Gerald M., und Pallav K. Mehta: *After Cancer Care. Der bahnbrechende Ratgeber zur Selbsthilfe für Patienten, um nach einer Krebserkrankung gesund zu werden und zu bleiben.* Andreas Steiner Verlag, 2016

Schilcher, Prof. Dr. Heinz, und Ralf Hiener: *Ingwer. Gesundheit & Genuss*. Hädecke Verlag, 2017

Sekundäre Pflanzenstoffe und ihre Wirkung auf die Gesundheit (Website der DGE über sekundäre Pflanzenstoffe), *www.dge.de/wissenschaft/weitere-publikationen/fachinformationen/sekundaere-pflanzenstoffe-und-ihre-wirkung/.*

Simons, Anne, und Alexander Rucker: *Gesund, länger leben durch OPC. Der natürliche Vitalstoff für das neue Jahrtausend.* Coburg: Maya-Media-Verlag Dr. Andreas Gößling, 2017

Ullmann, Jörg, und Kirstin Knufmann: *Algen – Das gesunde Gemüse aus dem Meer: kreativ zubereitet, ob als Smoothie, Supper, Salat, Pasta oder Kuchen*. Franckh Kosmos Verlag, 2016

Volm, Christine: *Meine liebsten Wildpflanzen – rohköstlich: sicher erkennen, vegan genießen.* Ulmer Verlag, 2013

Watzl, Bernhard, und Claus Leitzmann: *Bioaktive Substanzen in Lebensmitteln. Ernährung und Immunologie.* Hippokrates Verlag, 2005

Westphal, Anna, und Volker Böhm: „Carotinoide. Eigenschaften, Vorkommen, Bioverfügbarkeit, Metabolismus und gesundheitliche Wirkungen“, in: *Ernährungs-Umschau*, 62. Jahrgang, 2015, Ausgabe 11, S. 196–207

Wolfe, David: *Die Sonnen-Diät. Ein vegetarisches Programm für Vitalität und Superfitness*. Goldmann, 2001

Wolfe, David: *Superfoods – die Medizin der Zukunft. Wie wir die machtvollsten Heiler unter den Nahrungsmitteln optimal nutzen.* Goldmann, 2015

Wolfe, David: *Longevity Now: A Comprehensive Approach to Healthy Hormones, Detoxification, Super Immunity, Reversing Calcification, and Total Rejuvenation.* North Atlantic Books, 2013

Dank

Mein besonderer Dank geht an meine Frau und meine Kinder, die jeden Tag meines Lebens bereichern, mir Kraft geben und mich motivieren. Außerdem bedanke ich mich bei Martina Klose für die intensive Zusammenarbeit und die fokussierende Unterstützung. Sie hat einen wesentlichen Beitrag zur Vollendung dieses Buches geleistet. Mein Dank geht auch an Silvia Baumbach und Hans Nietsch, ohne die dieses Buch nicht entstanden wäre. Und an Jörg Ullmann für alle Textbeiträge zum Thema „Algen", an Silke Matz für die Unterstützung bei der Rezeptentwicklung, Torge Flüh für mentales Coaching und Sarah Schlitt für ihre Hilfe bei der Titelfindung.

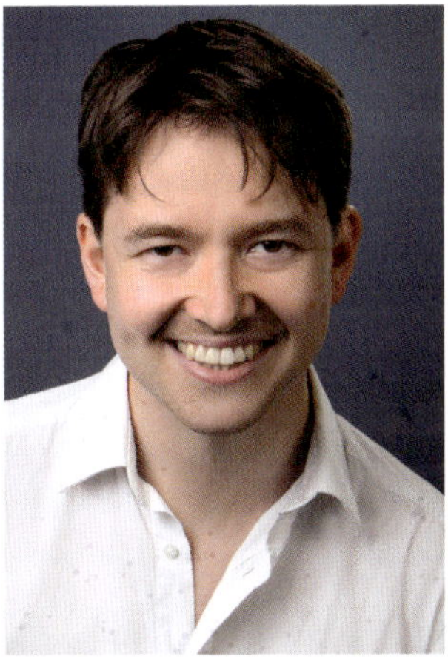

Der Autor

Milan Hartman steht für eine gesunde Lebensweise zum Wohle des größeren Ganzen. Er hat sich dem Studium einer ganzheitlichen Ernährungswissenschaft gewidmet mit dem Fokus auf sekundäre Pflanzenstoffe und ihre stärkende und heilsame Wirkung auf Körper, Geist und Seele. Mit seinen Büchern möchte er die Leser zu einem gesunden und glücklichen Leben inspirieren. Er lebt mit seiner Frau und den gemeinsamen Kindern in Hamburg und ist als Ökotrophologe tätig.

Fotos

Seite: 37, 47 48, 61, 63, 77, 89, 90, 98, 101: Milan Hartmann;
Seite 25: Ivan Galashchuk/Shutterstock.com; Seite 33: Sea Wave/Shutterstock.com; Seite 34: © [belchonock]/123.rf.com; Seite 35: © [Reinis Bigacs]/123.rf.com; Seite 41: Top Photo Corporation/Shutterstock.com; Seite 45: 54613/Shutterstock.com; Seite 53: Luke SW/Shutterstock.com; Seite 66: Elena Schweitzer/Shutterstock.com; Seite 73: viki2win/Shutterstock.com; Seite 79: Lukas Gojda/Shutterstock.com; Seite 80: Shulevskyy Volodymyr/Shutterstock.com; Seite 87: Nataliya Arzamasova /Shutterstock.com; Seite 97: Antonina Vlasova /Shutterstock.com;
Seite 109: © [tobi]/123.rf.com; Seite 111: Martina Osmy/Shutterstock.com; Seite 113: © [tashka2000]/123.rf.com; Seite 117: © [Marina Saprunova]/123.rf.com; S. 123: © Foto Larsen, Bramfeld/Hamburg;
Umschlag Rückseite: frank60, grafvision, pilipphoto/Shutterstock.com

Milan Hartmann

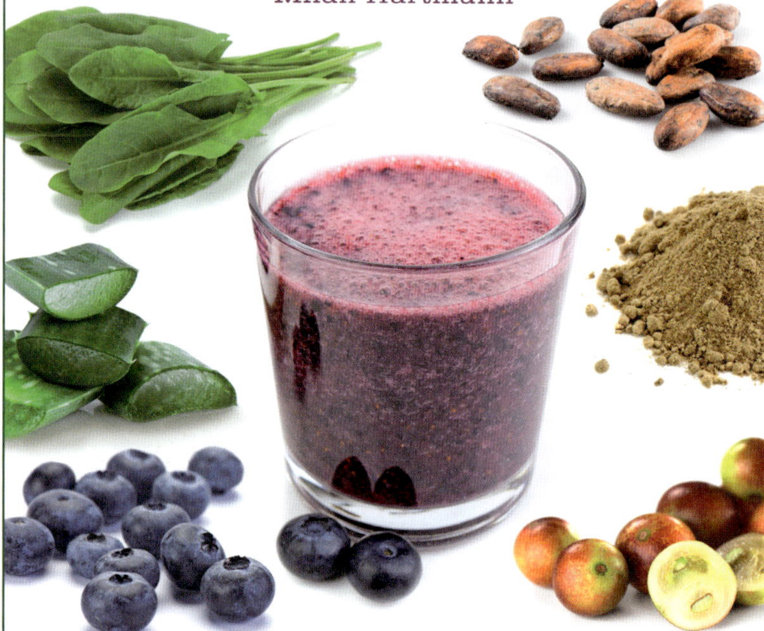

SUPERFOOD SMOOTHIES

Power-Drinks mit den besten Zutaten für einen gesunden Energiekick

HANS-NIETSCH-VERLAG

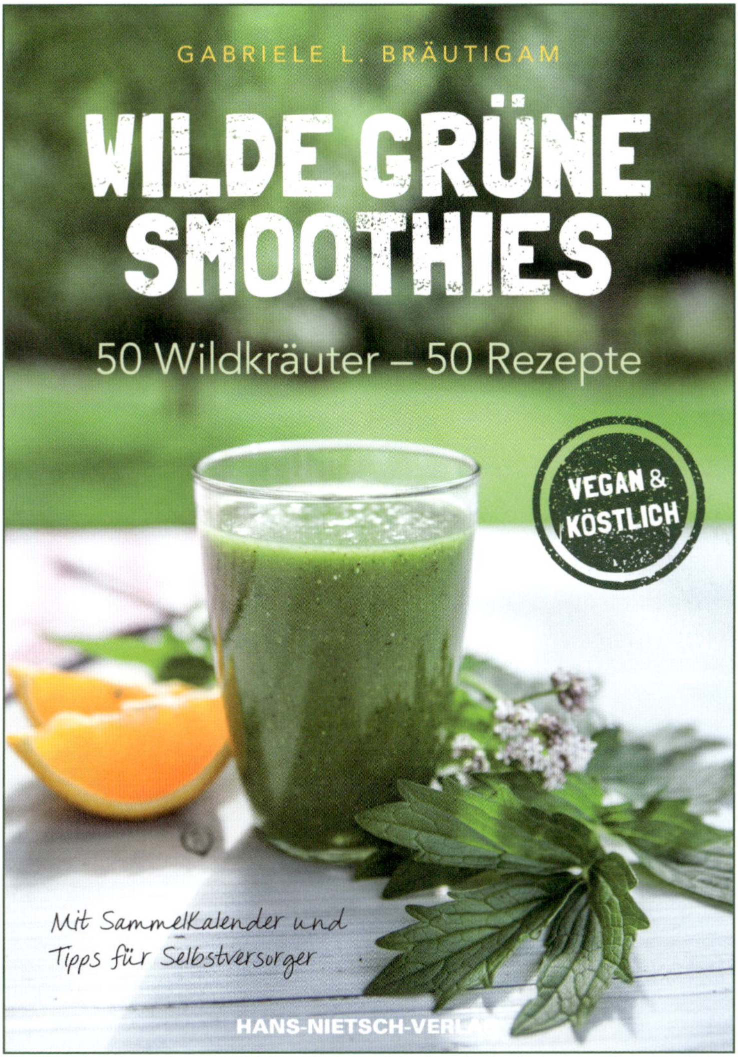

GABRIELE L. BRÄUTIGAM
WILDE GRÜNE SMOOTHIES
50 Wildkräuter – 50 Rezepte
VEGAN & KÖSTLICH
Mit Sammelkalender und Tipps für Selbstversorger
HANS-NIETSCH-VERL